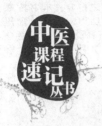

中医课程速记丛书

U0385499

李兴广　马家宝　主编

中药学
速记歌诀

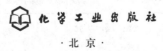

化学工业出版社

·北京·

本书采用七字歌诀形式概括了中药学之精要。本书按章节划分，一药一诀，歌诀后又有该药的性能、功用、特点及配伍、用法、注意事项等内容，并对歌诀所述进行解释说明，言简意赅，便于理解记忆。本书执简驭繁，荟精萃要，朗朗上口，使人乐于习诵，便于记忆。

本书适用于中医院校本专科学生及自学中医者阅读，对临床工作者亦颇具参考价值。

图书在版编目（CIP）数据

中药学速记歌诀/李兴广，马家宝主编. —北京：
化学工业出版社，2015.12（2024.12重印）
（中医课程速记丛书）
ISBN 978-7-122-25148-0

Ⅰ.①中… Ⅱ.①李…②马… Ⅲ.①中药学-基本
知识 Ⅳ.①R28

中国版本图书馆 CIP 数据核字（2015）第 218064 号

责任编辑：李少华
责任校对：边　涛　　　　　　装帧设计：关　飞

出版发行：化学工业出版社
　　　　　（北京市东城区青年湖南街 13 号　邮政编码 100011）
印　　刷：北京云浩印刷有限责任公司
装　　订：三河市振勇印装有限公司
710mm×1000mm　1/32　印张 9¼　字数 180 千字
2024 年 12 月北京第 1 版第 18 次印刷

购书咨询：010-64518888　　　售后服务：010-64518899
网　　址：http://www.cip.com.cn
凡购买本书，如有缺损质量问题，本社销售中心负责调换。

定　　价：25.00 元　　　　　　　　版权所有　违者必究

本书编写人员

主 编
李兴广　马家宝

编写人员
（按姓氏笔画排序）

马家宝　田鹏飞　李兴广
李宇哲　李秀岭　杨毅玲
张　珊　张惠敏　林　燕
姜秀新

编写说明

　　中医课程速记丛书是以普通高等教育国家级规划教材为蓝本，采用七言或五言歌诀形式编著，概括了中医基础课程的内容精要，并以内容注释形式囊括了教学大纲要求掌握的全部内容。

　　中药学是全国中医院校专业课程体系中的主干课程，是中医中药专业本专科学生毕业考试、全国硕士研究生入学考试和全国执业医师、药师资格考试的必考科目。该门课程内容繁多，难于记忆，如何快速简便地学习记忆该门课程是师生普遍关心的问题。本书按照教材的框架体系将每味中药的性能应用等知识点编成歌诀，执简驭繁，荟精萃要，朗朗上口，使人乐于习诵，便于记忆。读者只需熟读背诵数句简单上口的歌诀，便可以迅速掌握复杂的中药性能。本书可作为中医院校本专科学生的应试助学参考书，对于刚步入临床的初级医师也有很好的借鉴价值。

　　由于编者知识和经验的不足，难免存在不足之处，敬请同行及读者多多批评指正。

编者

2015 年 12 月

目 录

第二章　清热药 / 48

第十二章　活血化瘀药 / 162

第十八章　收涩药 / 254

第十九章　涌吐药 / 266

第二十章　攻毒杀虫止痒药 / 269

第二十一章　拔毒化腐生肌药 / 273

总　论

一、中药的起源和中药学的发展

> 中华药物源流长，先民践行曾亲尝。
> 三皇五帝传到今，光芒万丈堪发扬。
> 神农本草药书祖，上中下品为妙想。
> 成书秦汉称经典，三百六十五药藏。
> 弘景本草经集注，分类按自然属性，
> 载药七百三十种，首创药诸病通用。
> 新修本草大唐现，国颁药典世界先。
> 证类本草唐慎微，图文并重开新风。
> 本草纲目是巨著，天下惊观为此书。
> 本草纲目又拾遗，六次大统功劳著。

中药：是我国传统药物的总称。中药的认识和使用是以中医学理论为基础，有其独特的理论体系和应用形式，充分反映了我国历史、文化、自然资源等方面的特点。

本草：由于中药来源以植物药材为多，使用也最普遍，所以古来相沿把药学称为"本草"。记载本草内容的典籍称为"本草学"。

中药学：是指专门研究中药基本理论和各种中药的来源、采制、性能、功效、临床应用等知识的一门学科，是临床各科的基础，是祖国医学的一个重要组成部分。

1. 中药的起源

中药起源于我国劳动人民长期的生活实践和医疗实践。

2. 各时期本草代表著作

我国医药学从周、秦以来，各个时期都有它的成就和特色，而且历代相承，日渐丰富。据统计，现存本草书籍就有400余种，文献资料相当丰富，内容相当广泛。

（1）夏商周时期　人工酿酒和汤液的发明与应用，对医药学的发展起了巨大的促进作用。我国药学正式的文字记载可追溯到公元前1000多年的西周时代（公元前1066～公元前771年）。20世纪70年代初出土的帛书《五十二病方》载方约300个，涉及药物240余种。

（2）秦汉时期　汉代医家在总结前人所积累的药物知识后，编著了我国现存最早的药学专著《神农本草经》（简称《本经》），成书于东汉末年（公元2世纪）。该书共三卷，分为上、中、下三品，载药365种。《神农本草经》中还简要赅备地论述了中药的基本理论，如四气五味、有毒无毒、配伍法度、辨证用药原则、服药方法及丸、散、膏、酒等多种剂型，并简要介绍了中药的产地、采集、加工、储存、真伪鉴别……为中药学的全面发展奠定了理论基石。书中新载药物大多朴实有验，至今仍然习用，如常山抗疟、苦楝子驱虫、阿胶止血、乌头止痛、当归调经、黄连治痢、麻黄定喘、海藻治瘿等。可以说，《本经》是汉以前药学知识和经验的第一次大总结，奠定了我国大型骨干本草的编写基础，是我国最早的珍贵药学文献，被奉为四大经典之一，它对中药学的发展产生了极为深远的影响。

（3）两晋南北朝时期　梁·陶弘景所辑《本草经集注》，首创按药物自然属性分类的方法，载药 730 种。"以朱书神农，墨书别录"，小字加注的形式，对魏晋以来 300 余年间中药学的发展做了全面总结。该书还首创"诸病通用药"，分别列举 80 多种疾病的通用药物，如治风通用药有防风、防己、秦艽、川芎等，治黄疸通用药有茵陈、栀子、紫草等，以便于医生临证处方用药。此外，本书还考订了古今用药的度量衡，并规定了汤、酒、膏、丸等剂型的制作规范。本书是继《神农本草经》之后的第二部本草名著，它奠定了我国大型骨干本草编写的雏形。

南朝刘宋时期，雷敩著《炮炙论》，是我国第一部炮制专著，该书系统地介绍了 300 种中药的炮制方法，提出药物经过炮制可以提高药效、降低毒性及便于储存、调剂、制剂等。

（4）隋唐时期　唐政府在显庆四年（公元 659 年）颁布了由李勣、苏敬等主持编写的《新修本草》（又称《唐本草》），该书收载国产和外来药物 844 种（一说 850 种），由药图、图经、本草三部分组成，分为玉石、草、木、兽禽、虫、鱼、果菜、米谷、有名未用九类。该书增加了绘制的药物图谱，并附以文字说明，这种图文并茂的方法，开创了世界药学著作的先例。《新修本草》是世界上最早的一部药典性著作，对我国和世界医学的发展作出了重要的贡献。

唐开元年间，陈藏器编写成《本草拾遗》。他根据药物功效，提出宣、通、补、泻、轻、重、燥、湿、滑、涩十种分类方法（十剂），对后世方药分类产生了很大影响。

五代时期，翰林学士韩保昇编成《蜀本草》。

唐代已开始使用动物组织、器官及激素制剂。

（5）宋金元时期 宋代第一部官修本草为《开宝新详定本草》，次年编成《开宝重定本草》，80多年后，编成第三部官修本草，即《嘉祐补注神农本草》。

公元1082年，宋·唐慎微编著《经史证类备急本草》（简称《证类本草》），该书载药1558种，附方3000余首，每味药物附有图谱。这种方药兼收、图文并重的编写体例，较前代本草又有所进步，且保存了民间用药的丰富经验。每药还附以制法，为后世提供了药物炮炙资料。

元代忽思慧编著《饮膳正要》是饮食疗法的专门著作。

（6）明代 我国伟大的医药学家李时珍，历时27年，编写了《本草纲目》这一科学巨著。该书共52卷，载药1892种，改绘药图1160幅，附方11096首，新增药物374种，其中既收载了醉鱼草、半边莲、紫花地丁等一些民间药物，又吸收了番木鳖、番红花、曼陀罗等外来药物，大大地丰富了本草学的内容。本书在文前编辑了序例，介绍历代诸家本草，证经史百家书目、七方、十剂、气味阴阳、升降浮沉、引经报使、配伍、禁忌、治法、治则等内容，全面总结了明以前药性理论内容，保存了大量医药文献。其百病主治药，既是临床用药经验介绍，又是药物按功效主治病证分类的楷模。本书按"从贱至贵"的原则，即从无机到有机、从低等到高等的分类方法，基本上符合进化论的观点，可以说是当时世界上最先进的分类法，《本草纲目》中的每一味药都按释名、集解、修治、气味、主治、发明、附方等项分别叙述，详细地介绍了药物名称的由来和含义、产地、形态、真伪鉴别、采集、栽培、炮制方法、性味功能、主治特点。通过其临床实践和药物研究，对某些药物的功效作了新的概括，如土茯苓治梅毒、延胡索止痛、曼陀罗麻醉、常山截疟、金银花疗痈等。《本草纲目》是我国大型骨干本草的范本，是我国科技史上极其辉煌的硕果，在世界科技史上永放光辉。

（7）清代 《本草纲目拾遗》（1765 年）为赵学敏所著，全书共十卷，载药 921 种，在《本草纲目》之外新增药物 716 种。按《本草纲目》16 部分类，除人部外，把金石分为两部，又增藤、花两部，共 18 部，补充了太子参、西洋参、冬虫夏草、银柴胡等临床常用药，以及马尾连、金钱草、独角莲、万年青、鸦胆子等疗效确切的民间草药；同时还收集了金鸡勒、香草、臭草等外来药，极大地丰富了本草学的内容。它不仅拾《本草纲目》之遗，而且对《本草纲目》已载药物治疗未备、根实未详者，也详加补充。卷首列正误 34 条，对《本草纲目》中的错误加以订正。他在《本草纲目》的基础上创造性发展了本草学，出色地完成了我国本草学第六次大总结。

二、中药的产地和采集

（一）产地

药物产地很重要，道地药材疗效好。

川连芎贝及乌附，关参细辛五味子。

怀药地膝山菊花，云苓熊胆及三七。

苏薄苍术秦当归，青海大黄宁枸杞。

新会陈皮阳春砂，东胶晋参蒙黄芪。

《神农本草经》中曰："阴干曝干，采造时月，生熟土地所出，真伪存新，并各有法。"故研究药物的产地、采集规律和储藏方法，对于保证和提高药材的质量和保护药源都有十分重要的意义。

1. 道地药材的含义

道地药材的确定，与药材产地、品种、质量等多种因素有关，而临床疗效则是其关键因素。道地药材又称地道药材，是优质纯真药材的专用名词。它是指历史悠久、产地适宜、品种优良、产量宏丰、炮制考究、疗效突出、带有地域特点的药材。

2. 著名的道地药材

如四川的黄连、川芎、川贝母、川乌、附子，东北的人参、细辛、五味子，河南的地黄、牛膝、山药、菊花，云南的三七、茯苓、熊胆，广东的陈皮、砂仁，江苏的薄荷、苍术，甘肃的当归，宁夏的枸杞子，青海的大黄，内蒙古的黄芪，山西的党参，山东的阿胶，浙江的浙贝母等。自古以来都被称为道地药材。

（二）采集

采集方法关药质，全草叶茂初花时。

叶在花初开始采，桑叶深秋霜后集。

花取其蕾及盛放，果实种子熟后收。

根茎秋末与春初，树皮根皮春夏宜。

兽虫据其生活捉，此需因时而制宜。

矿物全年均可采，药物采集要牢记。

中药的采收时节和方法对确保药物的质量有着密切的关联。一般以入药部分的成熟程度作依据，也就是在有效成分含量最高的时节采集。每种植物都有一定的采收时节和方法，按药用部位的不同分列如下。

（1）全草　一般在植物枝叶茂盛、花朵初开时采集，从根以上割取地上部分，如益母草、荆芥等；如需连根入药的则可拔起全株，如柴胡、小蓟等。

（2）叶类　多在花蕾将开或盛开的时候采集，如枇杷叶、艾叶等。个别药物如桑叶，在深秋经霜后采集。

（3）花类　一般采收未开放的花蕾或正开放的花朵，如野菊花、金银花等。

（4）果实、种子　一般都在果实成熟时采收，如瓜蒌、槟榔等。种子多在完全成熟后采集，如莲子、菟丝子等。

（5）根、根茎　一般以秋末或春初即2月、8月采收为佳，如天麻、葛根等。但也有少数例外，如半夏等则要在夏天采收。

（6）树皮、根皮　多在春、夏时节植物生长旺盛时采集，如黄柏、杜仲、厚朴等。根皮以秋后采收为宜，如牡丹皮、地骨皮等。

（7）动物昆虫类　需根据生长活动季节采集，如全蝎、土鳖虫等虫类，多在夏末秋初捕捉；蝉蜕为黑蝉羽化时蜕的皮壳，多于夏秋季采取；石决明、牡蛎等贝壳类，多在夏秋季捕采；鹿茸需在春季清明节前后雄鹿所生幼角尚未骨化时采质量最好。

(8) 矿物药　全年均可采收。

三、中药的炮制

炮制是指药物在应用或制各种剂型前，根据医疗、调制、制剂的需要而进行必要的加工处理的过程。它是我国的一项传统制药技术。古时又称"炮炙"、"修事"、"修治"。

(一) 炮制的目的

中药炮制效用多，切制饮片便调剂。

纯净药材保质量，分拣药物分等级。

干燥药材便储藏，矫味矫臭利服用。

减毒减副保安全，增强功用提疗效。

改变性能广应用，引药入经为定向。

炮制的目的归纳为如下8个方面。

(1) 纯净药材，保证质量，分拣药物，区分等级　一般中药原药材多附着泥土、夹带沙石及非药用部分和其他异物，必须经过挑拣修治，才能使药物纯净。如石膏挑出沙石、茯苓去净泥土、黄柏刮净粗皮。

(2) 切制饮片，便于调剂制剂　将净选后的中药材，经过软化、切削、干燥等加工工序，制成一定规格的药材

（如片、段、丝、块等），称为"饮片"。一些矿物介壳类药物如磁石、石决明、牡蛎等，经烧、醋淬等炮制处理，使之酥脆，使有效成分易于煎出。

（3）干燥药材，利于储藏　药材经晒干、阴干、烘干、炒制等炮制加热处理，使之干燥，防止霉变，便于保存。如白扁豆、赤小豆等。

（4）矫味、矫臭，便于服用　一些动物药及一些具有特殊嗅味的药物，经过麸炒、酒制、醋制后，能起到矫味和矫臭的作用，如酒制乌梢蛇、醋炒五灵脂等。

（5）降低毒副作用，保证安全用药　一些毒副作用较强的药物经过加工炮制后，可以明显降低药物毒性及其副作用，确保安全用药，如巴豆压油取霜和醋煮甘遂、大戟等，均能降低毒副作用。

（6）增强药物功能，提高临床疗效　如延胡索醋制以后能增强活血止痛作用；紫菀、款冬花蜜制可增强润肺止咳功效。

（7）改变药物性能，扩大应用范围　如生地黄功专清热凉血、滋阴生津，酒制成熟地黄后则成滋阴补血、填精补髓之品；天南星燥湿化痰、祛风解痉、辛温燥烈，经牛胆汁制后称胆南星，药性变为凉润，功效清化热痰、息风定惊。由此可见药物经炮制后，可改变药物性能，扩大应用范围。

（8）引药入经，便于定向用药　有些药物经炮制后，可以在特定脏腑经络中发挥治疗作用，如知母、黄柏经盐炒后，增强入肾经的作用；如柴胡、香附经醋炒后，增强入肝经的作用。

(二) 炮制的方法

　　　　炮制方法分五类，修制药材最直观。

　　　　纯净粉碎与切制，药物必须过此关。

　　　　水制淋洗泡漂润，还有矿物要水飞。

　　　　火制炒炙与煅煨，水火共煮蒸淬潬。

　　　　其他制法更灵活，根据药物需要选。

炮制方法概括分为以下 5 类。

（1）修治　包括纯净、粉碎、切制药材三道工序。

① 纯净药材。借助一定的工具，用手工或机械的方法如挑、筛、簸、刷、刮、挖、撞等去掉泥土杂质、非药用部分及药效作用不一致的部分。如簸去薏苡仁的杂质，刷除枇杷叶的绒毛，挖掉海蛤壳、石决明的肉留壳，撞去白蒺藜的硬刺。

② 粉碎药材。以捣、碾、研、磨、镑、锉等方法，使药材粉碎达到一定粉碎度，以符合制剂和其他炮制的要求。如贝母、砂仁等捣碎便于煎煮；琥珀研末便于吞服。

③ 切制药材。用刀具采用切、铡的方法将药切成片、段、丝、块等一定的规格，使药物有效成分易于溶出，并便于进行其他炮制，也利于干燥、储藏和调剂时称量。根据药材性质或制剂及临床需要的不同，还有不同的切制规格要求。如槟榔宜切薄片，白术宜切厚片，甘草宜切圆片，肉桂宜切圆盘片，黄芪宜切斜片，麻黄、紫苏、白茅根宜切段，茯苓、葛根宜切块等。

（2）水制　主要包括淋、洗、泡、漂、润、水飞等方法。如根据药物质地的软硬，用淋润、洗润、泡润、浸润等多种方法，使清水或其他液体辅料缓慢地渗透到药物内部，在不损失或少损失药效的前提下，使药物软化，便于切制加工。漂，将药物置宽水或长流水中浸渍一段时间，并反复换水，漂去腥味和盐分及毒性成分等非药用的杂质，如昆布、海藻、紫河车等。水飞，是将药物与水共研，分取其极细粉末的一种方法，如飞朱砂、飞炉甘石等。

（3）火制　主要包括炒、炙、煅、煨等方法。如炒，有加辅料和不加辅料的炒法。不加辅料炒，叫清炒，清炒有炒黄、炒焦、炒炭等程度不同的炒法。还有伴固体辅料如土、麸、米炒的。炙，是用液体辅料伴炒药物，使辅料渗透入药物内部的一种方法。如蜜炙甘草、醋炙香附、盐炙杜仲等。煅，是将药物用猛火直接或间接煅烧的一种方法，如煅石膏、煅血余炭等。煨，是利用湿面粉或湿纸包裹药物，置热火灰中煨至面或纸焦黑为度，如煨诃子、煨肉豆蔻等。

（4）水火共制　主要包括煮、蒸、淬、焯等方法。煮，是将药物置于清水或液体辅料中加热煮沸的一种方法。如醋煮芫花、酒煮黄芩等。蒸，是利用水蒸气或隔水加热药物的一种方法。如酒蒸大黄、蒸何首乌等。淬，是将药物煅烧红透后，迅速投入冷水或液体辅料中，使其松脆的一种方法。如醋淬自然铜、鳖甲等。焯，是将药物迅速放入沸水中，经短暂加热，立即取出的一种方法。如焯杏仁、桃仁以去皮等。

（5）其他制法　常用的有发芽、发酵、制霜和精制等。如稻、麦的发芽，神曲的发酵，巴豆的去油取霜等。

四、中药的性能

中药的性能是指药物的性味和功能，也就是中药的药性理论。具体地说，性是指药物的性质，能是指药物性质所发生的效能，两者称为性能。

中药的性能主要包括性味、升降浮沉、归经、毒性等内容。

祖国医学认为疾病的发展变化实质上是邪正相搏，引起人体脏腑经络功能失调所反映出来的阴阳偏盛偏衰的病理状态。中药治病的基本作用，不外是祛除病邪、消除病因、调节人体之偏、恢复或重建脏腑功能的协调、消除阴阳偏盛偏衰的病理状态。药物之所以能够针对病情发挥上述基本作用，是因为每种药物均具有一定的特性（偏性）决定的，而这种特性，归纳起来就是中药的性能。

性味包括性和味两个方面。药物的功效与性味有着密切关系，是药物治病的主要理论依据，对指导临床实践有重要意义。

（一）四气

寒热温凉称四气，概括药性作用宜。
论其根源究疗效，相对疾病性质提。
寒凉用于阳热证，阴寒证需温热驱。
四气指导临床用，寒热热寒需记清。
桂枝下咽阳盛毙，承气入胃阴盛亡。

寒热温凉勿错用，覆水难收需切记。

（1）四气的含义　又称四性，就是寒、热、温、凉四种药性，古时也称四气。四性中温、热和寒、凉属于两类不同的性质。此外，还有一类平性药，它是指寒热界限不很明显、药性平和、作用较和缓的一类药。平性是相对而言的，而不是绝对的，也有偏凉、偏温的不同，因此仍称四气（性）而不称五气（性）。

（2）四气是如何产生的　药物寒热温凉是由药物作用于人体所产生的不同反应和所获得的不同疗效而总结出来的，它与所治疗疾病的性质是相对而言的。

（3）四气的作用及适应证

① 寒凉药。多具有清热、泻火、解毒、养阴、平肝等作用，适用于热证、阳证，如石膏、大青叶、沙参、石决明等。

② 温热药。多具有温中、散寒、助阳等功效，适用于寒证、阴证，如附子、干姜、补骨脂等。

（4）四气对临床的指导意义　"寒者热之，热者寒之"，"疗寒以热药，疗热以寒药"，指出了药物的四气理论如何指导临床用药的原则。总的来说，寒凉药用治阳热证，温热药用治阴寒证，这是临床必须遵循的用药原则。反之，如果阴寒证用寒凉药，阳热证用温热药，必然导致病情进一步恶化，甚至引起死亡。故王叔和云："桂枝下咽，阳盛则毙；承气入胃，阴盛以亡。"李中梓《医宗必读》谓："寒热温凉，一匕之谬，覆水难收。"

(二) 五味

　　五味酸苦甘辛咸，概括药物作用传。

　　概括药物本身味，更是药效之反映。

　　辛味发散行气血，甘味补益和缓急。

　　酸味收敛又固涩，苦味燥泄兼能使。

　　咸味软坚能泄下，淡能渗利涩类酸。

　　五味应用需谨记，临床切记勿误用。

　　(1) 五味的含义　　五味就是辛、甘、酸、苦、咸五种药味。有些药物具有淡味或涩味，实际上不止五种，但五味是最基本的五种滋味，所以仍称为五味。

　　(2) 五味的产生　　五味的产生，首先是通过口尝，即用人的感觉器官辨别出来，它是药物真实味道的反映。与四气一样，五味更重要的则是通过长期的临床实践观察，不同味道的药物作用于人体，产生了不同的反应，并获得不同的治疗效果，从而总结归纳出五味理论。也就是说，五味不仅仅是药物味道的真实反映，更重要的是对药物作用的高度概括。

　　(3) 五味的作用及对临床的指导意义

　　① 辛味。有发散、行气、活血等功效，常用于表证、气滞、血瘀、窍闭神昏、湿阻等证，如麻黄、木香、川芎、冰片、麝香等。

　　② 甘味。有补益、和中、缓急等功效，常用于虚证、胃不和、拘急疼痛等证，如党参、熟地黄、甘草等。

　　③ 酸味。有收敛、固涩的功效，常用于虚汗、久泻、

遗精、遗尿、出血等证，如五味子、乌梅、赤石脂等。

④ 苦味。有泄和燥的功效。泄的含义甚广，主要包括清热泻火、泻下通便、降泄肺气，常用于里热证、热结便秘、肺气上逆喘咳等证，如葶苈子、大黄、杏仁等。至于燥，燥能燥湿，则用于湿证。湿证有寒湿、湿热的不同，苦而温的药物，能燥寒湿，如苍术、厚朴等；苦而寒的药物，能清热燥湿，如黄连、黄芩等。

⑤ 咸味。有软坚散结、泻下的功效，常用于瘰疬、痰块、燥热便秘等证，如昆布、鳖甲、芒硝等。

此外，淡味有渗湿、利尿的功效，常用于水肿、小便不利等证，如茯苓、猪苓、泽泻等；涩味与酸相似，有收敛固涩的作用，多用治虚汗、泄泻、尿频、遗精、滑精、出血等证，如莲子、海螵蛸等。

（三）升降浮沉

升降浮沉指药势，相对病势之所言。

升浮为上沉降下，遣方用药需谨记。

升浮药能升阳气，解表祛风又散寒。

催吐开窍药效好，升提浮越功效宜。

沉降清热又泻火，泄下通便降呕逆。

止咳平喘又息风，利水渗湿潜阳益。

病位在上用升浮，沉降用于下方症。

升降浮沉关临床，药势病势搭配齐。

升浮药物辛甘温，沉降酸苦咸涩寒。

质轻升浮重沉降，性味质地有关系。

升降浮沉炮制变，酒升姜散盐则下。

配伍亦对其影响，升降浮沉看强弱。

（1）升降浮沉的含义　升降浮沉是指药物在人体内作用的不同趋向性。一般可分为升浮和沉降两个方面。它是和各种疾病在病机和证候上所表现出来的趋势（病势）相对而言的。

（2）升降浮沉的作用及适应证　一般说，升是上升提举，降是下达降逆，浮是向外发散，沉是向内收敛。

升浮药：大多具有升阳、解表、祛风、散寒、催吐、开窍等功效，常用于腹泻、脱肛、表证、痰涎壅盛、宿食及窍闭神昏等证。

沉降药：大多具有清热泻火、泻下通便、降逆止呕、止咳平喘、潜阳息风、利水渗湿等功效，常用于里热证、实热便秘、呕吐呃逆、喘咳、肝阳上亢、肝风内动、水肿、小便不利等证。

（3）升降浮沉对临床的指导意义

① 药物的升降浮沉是临床选药的原则之一。因为人体发生病变的部位有上下表里的不同，病势也有上逆、下陷的差异。应用其理论来指导用药，当辨析病位与病势，一是顺着病位，一是逆着病势。

② 病势上逆者，宜降不宜升；病势下陷者，宜升不宜降。所以，在治疗上必须针对病情据此原则选药。这种性能可以纠正机体功能的失调，使之恢复正常，或因势利导，有助于驱邪外出。

（4）影响中药"升降浮沉"作用趋势的因素

① 性味和质地的关系。具有升浮作用的药物，有辛、甘味和温热性。具有沉降作用的药物，有酸、苦、咸、涩味和寒凉性。凡质轻的花、叶类药物，如薄荷、辛夷、桑叶大都具升浮作用。质重的根茎、果实、种子、矿物及介壳类药物，如大黄、紫苏子、石决明、代赭石等大都具有沉降作用。

② 炮制和配伍的影响。药物经炮制后可以改变药物对人体的作用趋势。如酒制则升，姜制则散，醋炒则敛，盐制则下等。药物在复方配伍中，升浮的药物在与较强的沉降药物配伍时，其升浮之性可受到一定的制约；反之，沉降的药物同较多较强的升浮药物配伍时，则其沉降之性亦能受到一程度的制约。这说明升降浮沉在一定的条件下是可以互相转化的，而不是一成不变的。

（四）归经

药用归向是归经，作用趋向需分明。
连独桂附细少阴，太阴苍葛桔升临。
柴青川芎厥阴走，阳明膏芷术葛根。
藁桂羌麻行太阳，少阳柴胆翘茵陈。
胸膈咽头桔梗载，腿足牛膝力下循。
四气五味为性能，升降浮沉趋势行。
归经作用其部位，辨其不同需分明。
药性理论界和用，临床用药效果中。

（1）归经的含义　归，是指中药作用的归向；经，是指人体的脏腑经络。归经就是药物对于人体某部分的选择性作用。主要对某经（脏腑及其经络）或某几经的病变发生明显的作用，而对其他经则作用较小，或没有作用，也就是指药物治病的适应范围，如寒凉药有清肺热、清肝热、清心热之殊；补虚药有补肺、补脾、补肾之异。将药物对脏腑、经络病变的作用进行归纳，使之条理化、系统化，便形成了药物的归经理论。

（2）归经的产生及指导意义　归经是以脏腑、经络理论为基础，以所治具体病证为依据。因为经络能沟通人体内外表里，在病变时，体表的疾病可以影响到内脏，内脏的病变也可以反映到体表。因此，人体各部分发生病变时出现的证候，可以通过经络而获得系统的认识。如肺经病变，每见喘、咳等症；肝经病变，每见胁痛、抽搐等症；心经病变，每见神昏、心悸等症。根据药物的疗效，与病机和脏腑、经络密切结合起来，可以说明某药对某些脏腑、经络的病变起着主要治疗作用，因而得出某药归某经或某些经的结论。如贝母、杏仁能治喘咳胸闷，归肺经；青皮、香附能治胁痛，天麻、钩藤能止抽搐，故归肝经；朱砂能安神，故归心经等。说明归经理论指出药效的所在，是从长期疗效观察中总结而来的。

（3）归经与四气五味、升降浮沉的关系　四气五味是说明药物的性能，升降浮沉是说明药物的作用趋势，归经是说明药物作用的部位。同归一经的药物，其作用有温、清、补、泻的不同。归经与四气结合，如肺病咳嗽（归肺经）有寒性的黄芩清肺热，热性的干姜温肺寒，温性的百合补肺虚，凉性的葶苈子泻肺实。归经与五味结合，如同归肝经的药物有辛味的香附疏肝理气，甘味的阿胶补养肝血，酸味的山茱萸肉收敛补肝，苦味的龙胆清肝泻火，咸味的鳖甲散结消癥。归经与升降浮沉的关系，如同是肺经（咳嗽气喘）的病变，有升浮的麻黄、桔梗能开宣肺气、止咳平喘，用治外邪犯肺、肺气不宣的咳喘；有沉降的桑白皮、葶苈子能肃降肺气、止咳平喘，用治肺热喘咳、肺气不降。所以，归经必须与四气五味、升降浮沉相结合才能更好地指导临床用药。

（五）毒性

药物毒性要牢记，大小有毒为分级。

正确对待药之毒，合理使用很重要。

中药毒性可避免，安全用药别忘掉。

中毒原因很多种，储存炮制配伍等。

使用中药需注意，防止中毒需记牢。

应用毒药需谨慎，恰当使用效果好。

以毒攻毒需安全，如若中毒速治疗。

（1）"毒"的含义　中药"毒"的含义，分为广义和狭义。狭义的毒是指药物的毒副作用，物之害人即为毒，与现代医学说的毒副作用相同。广义的毒是指一切药物的总称。

（2）中药毒性分级　当今《中华人民共和国药典》采用大毒、有毒、小毒三类分类方法，是目前通行的分类方法。

（3）必须正确对待中药的毒性　首先，要正确总体评价中药毒性。大多数中药品种是安全的，这是中药一大优势。其次，正确对待中药毒性，还要正确对待本草文献记载。对待药物毒性的认识，随着临床经验的积累和社会的发展，有一个不断修改、逐步认识的过程。相信文献，不能尽信文献，实事求是，才是科学态度。正确对待中药毒性，还要重视中药中毒的临床报道。既要尊重文献记载，更要注视临床经验，相互借鉴，才能全面深刻准确地理解掌握中药的毒性，对保证安全用药是十分必要的。正确对待中药毒性，还要加强对有毒中药的使用管理。

（4）产生中药中毒的原因　中药中毒的产生与药物储存、加工炮制、配伍、剂型、给药途径、用量、使用时间的长短以及病人的体质、年龄、证候性质等都有密切关系。因此，使用有毒药物时，应从上述各个环节进行控制，避免中毒事故的发生（具体参见各药物）。

（5）掌握药物毒性强弱对指导临床用药的意义

① 在应用毒药时要针对体质的强弱、疾病部位的深浅，恰当选择药物并确定剂量，中病即止。同时要注意配伍禁忌，并严格控制毒药的炮制工艺，以降低毒性。此外，还要注意个体差异，并说服患者不可自行服药。要从不同的环节努力，确保用药安全。

② 根据中医"以毒攻毒"的原则，在保证用药安全的前提下，也可采用某些毒药治疗某些疾病。

③ 掌握药物的毒性及其中毒后的临床表现，便于诊断中毒原因，以便及时采取合理、有效的抢救治疗手段。

五、中药的配伍

中药配伍关疗效，根据病情选功效。

单行一药单独用，功效类似相须好。

主辅用药为相使，药被减毒相畏用。

相杀相畏本质同，药效被破称相恶。

同用生毒为相反，七情配伍要记清。

（1）中药配伍的概念和意义　配伍是指根据病情的需要和药物的不同特点，有选择地将两种以上的药物组合在一起应用。由于疾病的复杂性，因而用药就出现了多种药物配合应用的方法。

（2）中药配伍的内容　药物单独或配合应用主要有单行、相须、相使、相畏、相杀、相恶、相反七种情况，称为中药的"七情"配伍。

① 单行：指药物的单独应用。对病情比较单纯的病证，往往选择一种针对性强的药物即可达到治疗目的，如独参汤。

② 相须：两种功效相似的药物配合应用，可以增强原有药物的疗效。如麻黄配桂枝，能增强发汗解表、祛风散寒的作用；石膏与知母配合，能明显增强清热泻火的治疗效果。

③ 相使：一药为主，一药为辅，两种药物合用，辅药可以提高主药的功效。如黄芪补气利水，茯苓利水健脾，两药配合，茯苓能提高黄芪补气利水的治疗效果；大黄清热泻火、泻热通便，芒硝润燥通便，可增强大黄峻下热结、排除燥屎的作用。

④ 相畏：一种药物的毒性或副作用，能被另一种药物减轻或消除的配伍。如生半夏和生南星的毒性能被生姜

减轻或消除，所以说生半夏和生南星畏生姜。

⑤ 相杀：一种药物能减轻或消除另一种药物的毒性或副作用的配伍。如生姜能减轻或消除生半夏和生南星的毒性或副作用，所以说生姜杀生半夏和生南星的毒。相畏、相杀实际上是同一配伍关系从不同角度出发的两种提法。

⑥ 相恶：两药合用，一种药物能破坏另一种药物的功效。如人参恶莱菔子，莱菔子能削弱人参的补气作用。

⑦ 相反：两药合用能产生或增强毒性或副作用。如"十八反"、"十九畏"中的若干药物（见"用药禁忌"）。

在以上药物配伍关系中，相须、相使为增强药物疗效的配伍，相畏、相杀为降低药物毒、副作用的配伍，均为用药的重要配伍方法；相恶则降低药物疗效，应尽量避免；相反是增强或产生药物的毒副作用，属于用药禁忌。

六、用药禁忌

本草明言十八反，半蒌贝蔹及攻乌。
藻戟遂芫俱战草，诸参辛芍叛藜芦。
硫黄原是火中精，朴硝一见便相争。
水银莫与砒霜见，狼毒最怕密陀僧。
巴豆性烈最为上，偏与牵牛不顺情。
丁香莫与郁金见，牙硝难合京三棱。
川乌草乌不顺犀，人参最怕五灵脂。
官桂善能调冷气，若逢石脂便相欺。
用药禁忌需记清，证候不同需分明。

药物性能有不同，谨需辨清适应证。

如若用错很可怕，火上浇油不为过。

妊娠禁忌需记清，多药孕期不能用。

蚖斑水蛭及虻虫，乌头附子配天雄。

野葛水银并巴豆，牛膝薏苡与蜈蚣。

三棱芫花代赭麝，大戟蝉蜕黄雌雄。

牙硝芒硝牡丹桂，槐花牵牛皂角同。

半夏南星与通草，瞿麦干姜桃仁通。

硇砂干漆蟹爪甲，地胆茅根与䗪虫。

服药期间有禁忌，辛辣生冷及油腻。

刺激食品少使用，具体禁忌看病情。

用药禁忌主要包括配伍禁忌、证候禁忌、妊娠用药禁忌和服药时饮食禁忌四个方面。

1. 配伍禁忌

（1）十八反　甘草反甘遂、大戟、海藻、芫花；乌头反贝母、瓜蒌、半夏、白蔹、白及；藜芦反人参、沙参、丹参、苦参、玄参、细辛、芍药。

（2）十九畏　硫黄畏朴硝，水银畏砒霜，狼毒畏密陀僧，巴豆畏牵牛，丁香畏郁金，川乌、草乌畏犀角，牙硝畏三棱，官桂畏赤石脂，人参畏五灵脂。

十九畏与"七情"配伍中的"相畏"意义不同，十九畏是产生或增强毒、副作用，为药物配伍禁忌，相畏是减弱或消除毒、副作用，是应当运用的药物配伍。

2. 证候禁忌

由于药物药性不同，其作用各有专长和一定的适应范围，因此临床用药也就有所禁忌。如麻黄性味辛温，功能发汗解表、散风寒，又能宣肺平喘利尿，故适用于外感风寒表实无汗或肺气不宣的喘咳，对表虚自汗及阴虚盗汗、肺肾虚喘则禁止使用。

3. 妊娠用药禁忌

是指妊娠妇女治疗用药的禁忌。某些药物具有损害胎元以致堕胎的副作用，所以应作为妊娠禁忌的药物。根据药物对胎元损害的程度不同，一般可分为慎用与禁用两类。慎用的药物包括通经祛瘀、行气破滞及辛热滑利之品，如桃仁、红花、牛膝等；禁用药物指毒性较强或药性猛烈的药物，如巴豆、牵牛、水蛭、斑蝥等。慎用的药物可以根据病情需要酌情使用，禁用的药物绝对不能使用。

4. 服药饮食禁忌

是指服药期间对某些食物的禁忌，又称食忌。一般忌食生冷、油腻、腥膻、有刺激性的食物。根据病情的不同，饮食禁忌也有所区别。

此外，古代文献记载：甘草、黄连、桔梗、乌梅忌猪肉；鳖甲忌苋菜；常山忌葱；地黄、何首乌忌葱、蒜、萝卜；丹参、茯苓、茯神忌醋；土茯苓、使君子忌茶；薄荷忌蟹肉以及蜜反生葱、柿反蟹等。这些也应作为服药禁忌的参考。

七、剂量与用法

（一）中药的剂量

中药剂量要定好，用量多少关疗效。

用药剂量关药性，毒峻药物控剂量。

　　轻量味厚量宜小，质重味薄加强量。

　　剂型配伍亦相关，药物入煎大丸散。

　　年龄体质与病情，妇儿老弱减用量。

　　季节变化需注意，夏忌大热冬慎凉。

　　中药剂量是指临床应用时的分量。它主要是指每味药的成人一日量。其次指方剂中每味药物之间的比较分量，也称相对剂量。

　　中药用量得当与否，是直接影响药效的重要因素之一。一般来讲，确定中药的剂量，应考虑如下几方面的因素。

　　(1) 药物性质与剂量的关系　剧毒药或作用峻烈的药物，应严格控制剂量，开始时用量宜轻，逐渐加量，中病即止。花、叶、皮、枝等量轻质松及性味浓厚、作用较强的药物用量宜小；矿物、介壳质重沉坠及性味淡薄、作用温和的药物用量宜大；鲜品用量宜大（一般为干品的 4 倍）；干品药材用量宜小；过于苦寒的药物也不要久服过量，免伤脾胃；贵重药材在保证药效的前提下应尽量减少用量。

　　(2) 剂型、配伍与剂量的关系　同样的药物入汤剂比入丸散剂的用量要大些；单味药使用比复方中应用剂量要大些。

　　(3) 年龄、体质、病情与剂量的关系　一般老年、小儿、妇女产后及体质虚弱的病人，都要减少用量。一般 5 岁以下的小儿用成人药量的 1/4。5 岁以上的儿童按成人用量减半服用。此外，病情轻、病势缓、病程长者用量宜小；病情重、病势急、病程短者用量宜大。

(4) 季节变化与剂量的关系　夏季发汗解表药及辛温大热药不宜多用；冬季发汗解表药及辛热大热药可以多用；夏季苦寒降火药用量宜重；冬季苦寒降火药则用量宜轻。

除了剧毒药、峻烈药、精制药及某些贵重药外，一般中药常用内服剂量为 5～10g；部分常用较大剂量为15～30g；新鲜药物常用量为 30～60g。

(二) 中药的用法

> 中药煎煮应注意，矿贝滋补需久煎。
>
> 表药芳药不宜久，粉状药物要包煎。
>
> 贵重药物亦另熬，胶质烊化液冲服。
>
> 服药时间有讲究，滋补药宜饭前服。
>
> 驱虫泻下适空腹，健胃药宜饭后服。
>
> 刺激胃肠也饭后，睡前安眠睡眠熟。

(1) 煎煮方法　矿物药、贝壳类药、滋补药大多应久煎，以便有效成分充分溶出，确保疗效，如磁石、石决明等；附子等毒副作用较强的药物也应久煎，以降低毒性；解表药、芳香药应避免久煎，以免耗散药物有效成分，降低疗效；有的粉末状药物或细小植物种子宜包煎，煎药时不致浮散或糊底（如蛤粉、车前子等）；贵重药宜另煎（如人参等）；胶质药宜烊化（如阿胶等）；液体药（如生姜汁、竹沥等）及某些不宜煎煮的药物（如芒硝等）宜冲服（具体药物详见各药）。

（2）服药时间 汤剂一般每日1剂，煎2次分服。一般中药大多可在饭前或饭后1~2小时服。此外，滋补药宜饭前服，驱虫药、泻下药宜空腹服，健胃药或对胃肠有刺激药宜饭后服，安眠药宜睡前服。

第一章 解表药

● 【含义】 凡以发散表邪、治疗表证为主的药物，称解表药，又称发表药。

● 【功用】 解表药主治恶寒发热、头身疼痛、无汗或有汗不畅、脉浮之外感表证。部分解表药尚可用于水肿、咳喘、麻疹、风疹、风湿痹痛、疮疡初起等兼有表证者。

● 【注意】 使用发汗力较强的解表药，用量不宜过大；表虚自汗、阴虚盗汗及疮疡日久、淋病、失血应慎用；注意因时因地用药；入汤剂不宜久煎。

第一节 发散风寒药

〖 麻 黄 〗

麻黄发表辛苦温，宣肺平喘太阴经，
利水消肿归膀胱，风寒感冒功效强。

【性能】 辛、微苦，温。归肺、膀胱经。

【功用】

1. 发汗解表——风寒表实证。发汗力强，常与桂枝相须同用。

2. 宣肺平喘——咳嗽气喘。尤常用于肺气壅遏的喘咳实证，可配杏仁、甘草；热邪壅肺，配石膏、杏仁等。

3. 利水消肿——风水水肿。水肿兼有表证者，配甘草同用。

4. 散寒通滞——风湿痹痛，阴疽，痰核。

【用法】 2～10g。发汗解表宜生用，止咳平喘多制用。

【注意】 发汗宣肺力强，凡表虚自汗、阴虚盗汗及肺肾虚喘者均当慎用。

桂　枝

桂枝发汗辛甘温，温通经脉心和肺，
助阳化气功膀胱，解肌解表不可少。

【性能】 辛、甘，温。归心、肺、膀胱经。

【功用】

1. 发汗解肌——风寒感冒。表实无汗者，配麻黄；表虚有汗者，配白芍；素体阳虚者，配麻黄、附子、细辛。

2. 温通经脉——寒凝血滞诸痛证。胸阳不振，心脉瘀阻，胸痹心痛者，配枳实、薤白；中焦虚寒，脘腹冷痛，配白芍、饴糖；妇女寒凝血滞，月经不调，经闭痛经，产后腹痛，配当归、吴茱萸；风寒湿痹，肩臂疼痛，配附子。

3. 助阳化气——痰饮、蓄水证、心悸。脾阳不运，水湿内停所致的痰饮病有眩晕、心悸、咳嗽者，配茯苓、白术；膀胱气化不行，水肿、小便不利者，配茯苓、猪苓、泽泻；心阳不振，不能宣通血脉，而见心悸动、脉结代者，配甘草、人参、麦冬；阴寒内盛，引动下焦冲气，上凌心胸所致奔豚者，常重用本品。

【用法】 煎服，3～10g。

【注意】 本品辛温助热，易伤阴动血，凡外感热病、阴虚火旺、血热妄行等证，均当忌用。孕妇及月经过多者慎用。

《紫 苏》

紫苏辛温能发汗，解表行气肺脾经，

宽中能解胸闷吐，煎汤专解鱼蟹毒。

【性能】 辛，温。归肺、脾经。

【功用】

1. 解表散寒——风寒感冒。风寒表证而兼气滞、胸脘满闷、恶心呕逆者配香附、陈皮；咳喘痰多者，配杏仁、桔梗。

2. 行气宽中——脾胃气滞，胸闷呕吐。偏寒者，配砂仁、丁香；偏热者，配黄连、芦根；梅核气证，配半夏、厚朴、茯苓。

3. 理气安胎——胎动不安。胎气上逆，胸闷呕吐，胎动不安者，配砂仁、陈皮。

4. 和中解毒——解鱼蟹毒。对于进食鱼蟹中毒而致腹痛、吐泻者，可单用本品煎汤服，或配伍生姜、陈皮、藿香等药。

【用法】 煎服，5～10g，不宜久煎。

〖生 姜〗

生姜辛温调味剂，发汗解表兼解毒，
温中止呕脾胃经，温肺止咳散风寒。

【性能】 辛，温。归肺、脾、胃经。

【功用】

1. 解表散寒——风寒感冒。风寒感冒轻证，可单煎或配红糖、葱白煎服。

2. 温中止呕——脾胃寒证、胃寒呕吐。本品素有"呕家圣药"之称，随证配伍可治疗多种呕吐。寒犯中焦或脾胃虚寒之胃脘冷痛、食少、呕吐者，配高良姜、胡椒；胃寒呕吐，配高良姜、白豆蔻；痰饮呕吐者，配半夏；胃热呕吐者，配黄连、竹茹、枇杷叶。某些止呕药用姜汁制过能增强止呕作用，如姜半夏、姜竹茹等。

3. 温肺止咳——肺寒咳嗽。风寒客肺，痰多咳嗽，恶寒头痛者，配麻黄、杏仁；外无表邪而痰多者，配陈皮、半夏。

4. 和中解毒——生姜对生半夏、生南星等药物之毒，以及鱼蟹等食物中毒，均有一定的解毒作用。

【用法】 煎服，3～10g，或捣汁服。

【注意】 本品助火伤阴，故热盛及阴虚内热者忌服。

《香薷》

香薷化湿辛微温，发汗解表太阴肺，

和中利水脾与胃，夏月解表替麻黄。

【性能】 辛，微温。归肺、脾、胃经。

【功用】

1. 发汗解表、化湿和中——风寒感冒。风寒感冒而兼脾胃湿困，常配厚朴、扁豆。该证多见于暑天贪凉饮冷之人，故前人称"香薷乃夏月解表之药"。

2. 利水消肿——水肿而有表证者。可单用或配白术。

【用法】 煎服，3～10g。用于发表，量不宜过大，且不宜久煎；用于利水消肿，量宜稍大，且需浓煎。

【注意】 本品辛温发汗之力较强，表虚有汗及暑热证当忌用。

《荆芥》

荆芥辛温肺肝经，祛风解表能透疹，

疮疡初起兼表证，炒炭能止吐衄血。

【性能】 辛，微温。归肺、肝经。

【功用】

1. 祛风解表——外感表证。荆芥为发散风寒药中药性最为平和之品。风寒感冒，恶寒发热、头痛无汗者，配防风、羌活、独活；风热感冒，发热、头痛者，配金银花、连翘、薄荷。

2. 透疹消疮——麻疹不透、风疹瘙痒、疮疡初起兼有表证。表邪外束，麻疹初起、疹出不畅，配蝉蜕、薄荷、紫草；风疹瘙痒，配苦参、防风、白蒺藜；疮疡初起而有表证偏于风寒者，配羌活、川芎、独活；偏于风热者，配金银花、连翘、柴胡。

3. 理血止血——吐衄下血。血热妄行之吐血、衄血，配生地黄、白茅根、侧柏叶；血热便血、痔血，配地榆、槐花、黄芩炭；妇女崩漏下血，配棕榈炭、莲房炭。

【用法】 煎服，5～10g，不宜久煎。发表、透疹消疮宜生用；止血宜炒用。荆芥穗更长于祛风。

防 风

防风解表又祛风，辛甘微温归膀胱，

风药之长可胜湿，疏肝理脾止痛泻。

【性能】 辛、甘，微温。归膀胱、肝、脾经。

【功用】

1. 祛风解表——外感表证、风疹瘙痒。风寒表证，症见头痛身痛、恶风寒者，配荆芥、羌活、独活；外感风湿，症见头痛如裹、身重肢痛者，配羌活、藁本、川芎；风热表证，症见发热恶风、咽痛口渴者，配薄荷、蝉蜕、连翘；卫气不足，肌表不固，而感冒风邪者，配黄芪、白术；风寒所致之瘾疹瘙痒者，配麻黄、白芷、苍耳子；风热者，配薄荷、蝉蜕、僵蚕；湿热者，配土茯苓、白鲜皮、赤小豆；血虚风燥者，配当归、地黄；兼里实热结者，配大黄、芒硝、黄芩。

2. 胜湿止痛——风湿痹痛。风寒湿痹者，配羌活、独活、桂枝、姜黄；热痹者，配地龙、薏苡仁、乌梢蛇。

3. 祛风止痉——破伤风证。风毒内侵，贯于经络，引动内风而致肌肉痉挛、四肢抽搐、项背强急、角弓反张的破伤风证，配天麻、天南星、白附子。

4. 升清燥湿——泄泻。脾虚湿盛，清阳不升所致者，配人参、黄芪、白术；土虚木乘，肝郁侮脾，肝脾不和，腹泻而痛者，配白术、白芍、陈皮。

【用法】 煎服，5～10g。

【注意】 本品药性偏温，阴血亏虚、热病动风者不宜使用。

《羌 活》

羌活祛风辛苦温，上身疼痛此药保，
散寒解表头身痛，胜湿止痛膀胱肾。

【性能】 辛、苦，温。归膀胱、肾经。

【功用】

1. 解表散寒——风寒感冒。对外感风寒夹湿证尤为适宜，可配防风、细辛。

2. 祛风胜湿、止痛——风寒湿痹。因其善入足太阳膀胱经，以除头项肩背之痛见长，故上半身风寒湿痹、肩背肢节疼痛者尤为多用，常配防风、姜黄、当归；风寒、风湿所致头风痛，配川芎、白芷、藁本。

【用法】 煎服，3～10g。

【注意】 本品辛香温燥之性较烈，故阴血亏虚者慎用。用量过多易致呕吐，脾胃虚弱者不宜服。

〖白 芷〗

白芷辛温肺胃经，祛风解表通鼻窍，

燥湿能止带下多，消肿亦能兼排脓。

【性能】 辛，温。归肺、胃、大肠经。

【功用】

1. 解表散寒——风寒感冒。外感风寒，配防风、羌活。

2. 祛风止痛——头痛、牙痛、风湿痹痛。阳明经头痛、眉棱骨痛尤为多用。本品为治阳明经头痛要药。阳明经头痛，属外感风寒者，配防风、细辛、川芎；属外感风热者，配薄荷、菊花、蔓荆子；风冷牙痛，配细辛、全蝎、川芎；风热牙痛，配石膏、荆芥穗；风寒湿痹，关节疼痛，屈伸不利者，配苍术、草乌、川芎。

3. 宣通鼻窍——鼻渊。鼻塞不通，配苍耳子、辛夷。

4. 燥湿止带——带下证。寒湿下注，白带过多者，配鹿角霜、白术、山药；湿热下注，带下黄赤者，配车前子、黄柏。

5. 消肿排脓——疮痈肿痛。治疮痈未溃者可消散，已溃者可排脓，为外科常用之品。疮疡初起，红肿热痛者，配金银花、当归、穿山甲；脓成难溃者，配人参、黄芪、当归。

【用法】 煎服，3～10g；外用适量。

【注意】 本品辛香温燥，阴虚血热者忌服。

《细 辛》

细辛辛温有小毒，祛风散寒不过钱，

温肺化饮小青龙，通窍止痛少阴经。

【性能】 辛，温。有小毒。归肺、肾、心经。

【功用】

1. 解表散寒——风寒感冒。外感风寒，头身疼痛较甚者，配羌活、防风、白芷；风寒感冒而见鼻塞流涕者，配白芷、苍耳子。细辛既入肺经散在表之风寒，又入肾经而除在里之寒邪，配麻黄、附子，可治阳虚外感之恶寒发热、无汗、脉反沉者。

2. 祛风止痛——头痛、牙痛、风湿痹痛。少阴头痛，足寒气逆，脉象沉细者，配独活、川芎；外感风邪，偏正头痛，配川芎、白芷、羌活；风冷头痛，配川芎、麻黄、附子；风冷牙痛，可单用细辛或与白芷、荜茇煎汤含漱；胃火牙痛者，配生石膏、黄连、升麻；龋齿牙痛者，配蜂房煎汤含漱；风寒湿痹，腰膝冷痛，配独活、桑寄生、防风。

3. 通窍——鼻渊。细辛为治鼻渊之良药，配白芷、苍耳子、辛夷。

4. 温肺化饮——肺寒咳喘。外感风寒，水饮内停者，配麻黄、桂枝、干姜；寒痰停饮射肺，咳嗽胸满者，配茯苓、干姜、五味子。

【用法】 煎服，1～3g；散剂，每次服 0.5～1g。

【注意】 阴虚阳亢头痛、肺燥伤阴干咳者忌用。不宜与藜芦同用。

《藁 本》

藁本辛温散风寒，祛风胜湿兼止痛，
膀胱经过通巅顶，散寒通滞疏肝脉。

【性能】 辛，温。归膀胱经。

【功用】

1. 祛风散寒——风寒感冒、巅顶疼痛。常用治太阳风寒，循经上犯，症见头痛、鼻塞、巅顶痛甚者，配羌活、苍术、川芎；外感风寒夹湿，头身疼痛明显者，配羌活、独活、防风。

2. 除湿止痛——风寒湿痹。风湿相搏，一身尽痛，配羌活、防风、苍术。

【用法】 煎服，3~10g。

【注意】 本品辛温香燥，凡阴血亏虚、肝阳上亢、火热内盛之头痛者忌服。

《苍耳子》

苍耳子辛苦性温，散风除湿有小毒，
通窍止痛归肺经，风疹瘙痒亦可祛。

【性能】 辛、苦，温。有毒。归肺经。

【功用】

1. 散风寒——风寒感冒。外感风寒，症见恶寒发热、头身疼痛、鼻塞流涕者，配防风、白芷、羌活、藁本。

2. 通鼻窍——鼻渊。鼻渊而有外感风寒者，配辛夷、白芷；鼻渊证属风热外袭或湿热内蕴者，配薄荷、黄芩。

3. 祛风湿、止痛——风湿痹痛。风湿痹证，配羌活、威灵仙、木瓜；风疹瘙痒，配地肤子、白鲜皮、白蒺藜。本品研末，用大风子油为丸，还治疥癣麻风。

【用法】 煎服，3～10g；或入丸散。

【注意】 血虚头痛不宜服用。过量服用易致中毒。

〖辛 夷〗

辛夷花归肺胃经，辛温兼能通鼻窍，

发散风寒能解表，煎服需要纱布包。

【性能】 辛，温。归肺、胃经。

【功用】

1. 散风寒——风寒感冒。外感风寒，肺窍郁闭，症见恶寒发热、头痛鼻塞者，配防风、白芷、细辛；风热感冒而鼻塞头痛者，配薄荷、金银花、菊花。

2. 通鼻窍——鼻渊。辛夷为治鼻渊头痛、鼻塞流涕之要药。偏风寒者，配白芷、细辛、苍耳子；偏风热者，配薄荷、连翘、黄芩；肺胃郁热发为鼻疮者，配黄连、连翘、野菊花。

【用法】 煎服，3～9g；本品有毛，易刺激咽喉，入汤剂宜用纱布包煎。

【注意】 鼻病因阴虚火旺者忌服。

第二节　发散风热药

《薄　荷》

薄荷肺肝性辛凉，疏散风热作用强，

利咽透疹兼解郁，清利头目效更良。

【性能】　辛，凉。归肺、肝经。

【功用】

1. 疏散风热——风热感冒、温病初起。风热感冒或温病初起、邪在卫分，症见发热、微恶风寒、头痛等症，配金银花、连翘、牛蒡子、荆芥。

2. 清利头目——头痛眩晕、目赤多泪、咽喉肿痛。风热上攻，头痛眩晕，配川芎、石膏、白芷；风热上攻之目赤多泪，配桑叶、菊花、蔓荆子；风热壅盛，咽喉肿痛，配桔梗、生甘草、僵蚕。

3. 利咽透疹——麻疹不透、风疹瘙痒。风热束表，麻疹不透，配蝉蜕、牛蒡子、柽柳；风疹瘙痒，配荆芥、防风、僵蚕。

4. 疏肝行气——肝郁气滞、胸闷胁痛。肝郁气滞，胸胁胀痛，月经不调，配柴胡、白芍、当归。

【用法】　煎服，3～6g；宜后下。薄荷叶长于发汗解表，薄荷梗偏于行气和中。

【注意】　本品芳香辛散，发汗耗气，故体虚多汗者不宜使用。

〖牛蒡子〗

牛蒡肺胃辛苦寒，疏散风热又祛痰，

利咽透疹能宣肺，解毒消肿效用强。

【性能】 辛、苦，寒。归肺、胃经。

【功用】

1. 疏散风热、宣肺祛痰——风热感冒、温病初起。风热感冒或温病初起可见发热、咽喉肿痛等症，配金银花、连翘、荆芥、桔梗；风热咳嗽，痰多不畅者，配桑叶、桔梗、前胡。

2. 利咽透疹——麻疹不透、风疹瘙痒。麻疹不透或透而复隐，配薄荷、柽柳、竹叶；风湿浸淫血脉而致的疮疥瘙痒，配荆芥、蝉蜕、苍术。

3. 解毒消肿——痈肿疮毒、丹毒、痄腮、喉痹。风热外袭，火毒内结，痈肿疮毒，兼有便秘者，配大黄、芒硝、栀子、连翘、薄荷；乳痈肿痛，尚未成脓者，配金银花、连翘、栀子、瓜蒌；瘟毒发颐、痄腮、喉痹等热毒之证，配玄参、黄芩、黄连、板蓝根。

【用法】 煎服，6～12g。炒用可使其苦寒及滑肠之性略减。

【注意】 本品性寒，可滑肠通便，故气虚便溏者慎用。

〖蝉　蜕〗

蝉蜕甘寒肝肺经，疏散风热能透疹，

明目退翳也止痉，咽喉头痛惊痫风。

【性能】　甘，寒。归肺、肝经。

【功用】

1. 疏散风热、利咽开音——风热感冒、温病初起、咽痛喑哑。风热感冒或温病初起，症见发热恶风、头痛口渴者，配薄荷、牛蒡子、前胡；风热火毒上攻之咽喉红肿疼痛、声音嘶哑，配薄荷、牛蒡子、金银花、连翘。

2. 透疹——麻疹不透、风疹瘙痒。风热外束，麻疹不透，配麻黄、牛蒡子、升麻；风湿浸淫肌肤血脉，皮肤瘙痒，配荆芥、防风、苦参。

3. 明目退翳——目赤翳障。风热上攻或肝火上炎之目赤肿痛，翳膜遮睛，配菊花、白蒺藜、决明子、车前子。

4. 解痉——急慢惊风、破伤风证、小儿夜啼不安。小儿急惊风，配天竺黄、栀子、僵蚕；小儿慢惊风，配全蝎、天南星；破伤风证之牙关紧闭，手足抽搐，角弓反张，配天麻、僵蚕、全蝎、天南星。

【用法】　煎服，3～6g，或单味研末冲服。一般病证用量宜小；止痉则需大量。

【注意】　《名医别录》有"主妇人生子不下"的记载，故孕妇当慎用。

❳ 桑 叶 ❲

桑叶疏风甘苦寒，清肺润燥止咳嗽，
清肝明目治眩晕，风热感冒不能少。

【性能】　甘、苦，寒。归肺、肝经。

【功用】

1. 疏散风热——风热感冒、温病初起。风热感冒，或温病初起，温热犯肺，症见发热、咽痒、咳嗽等，与菊花相须为用，配连翘、薄荷、桔梗。

2. 清肺润燥——肺热咳嗽、燥热咳嗽。肺热或燥热伤肺，咳嗽痰少，色黄而黏稠，或干咳少痰，咽痒轻者，配杏仁、沙参、贝母；重者，配生石膏、麦冬、阿胶。

3. 平抑肝阳——肝阳上亢。肝阳上亢，头痛眩晕，头重脚轻，烦躁易怒者，配菊花、石决明、白芍。

4. 清肝明目——目赤昏花。风热上攻、肝火上炎所致的目赤、涩痛、多泪，配菊花、蝉蜕、夏枯草、决明子；肝肾精血不足，目失所养，眼目昏花，视物不清，配滋补精血之黑芝麻；肝热引起的头昏、头痛，配菊花、石决明、夏枯草。

5. 凉血止血——血热妄行之咯血、吐血、衄血。

【用法】　煎服，5～10g；或入丸散；外用煎水洗眼。桑叶蜜制能增强润肺止咳的作用，故肺燥咳嗽多用蜜制桑叶。

〖 菊　花 〗

菊花辛甘苦微寒，归经只在肺与肝，
疏散风热平肝阳，清热解毒明肝目。

【性能】　辛、甘、苦，微寒。归肺、肝经。

【功用】

1. 疏散风热——风热感冒、温病初起。风热感冒，或温病初起，温邪犯肺，见发热、头痛、咳嗽等症，与桑叶相须为用，或配连翘、薄荷、桔梗。

2. 平抑肝阳——肝阳上亢。肝阳上亢，头痛眩晕，配石决明、珍珠母、白芍；肝火上攻而眩晕、头痛，以及肝经热盛、热极动风者，配羚羊角、钩藤、桑叶。

3. 清肝明目——目赤昏花。肝经风热，配蝉蜕、木贼、僵蚕；肝火上攻所致目赤肿痛，配石决明、决明子、夏枯草；肝肾精血不足，目失所养，眼目昏花，视物不清，配枸杞子、熟地黄、山茱萸。

4. 清热解毒——疮痈肿毒。疮痈肿毒，配金银花、生甘草。

【用法】 煎服，5～10g。疏散风热宜用黄菊花，平肝、清肝明目宜用白菊花。

〖 蔓荆子 〗

蔓荆膀胱肝胃经，辛苦微寒有奇功，
清利头目散风热，止痛全在能散风。

【性能】 辛、苦，微寒。归膀胱、肝、胃经。

【功用】

1. 疏散风热——风热感冒、头昏头痛。风热感冒而头昏头痛者较为多用，配薄荷、菊花；风邪上攻之偏头痛，配川芎、白芷、细辛。

2. 清利头目——目赤肿痛。风热上攻，目赤肿痛，目昏多泪，配菊花、蝉蜕、白蒺藜；中气不足，清阳不升，耳鸣耳聋，配黄芪、人参、升麻、葛根。

3. 祛风止痛——风湿痹痛。风湿痹痛配羌活、独活、川芎、防风。

【用法】 煎服，5~10g。

《 柴 胡 》

柴胡性苦辛微寒，归经肝胆能疏肝，

退热全在和解功，升阳才能举气陷。

【性能】 苦、辛，微寒。归肝、胆经。

【功用】

1. 疏散退热——表证发热及少阳证。柴胡为治少阳证之要药，善于祛邪解表退热和疏散少阳半表半里之邪。风寒感冒，恶寒发热，头身疼痛，配防风、生姜；外感风寒，寒邪入里化热，恶寒渐轻，身热增盛者，配葛根、羌活、黄芩、石膏；风热感冒，发热，头痛，配菊花、薄荷、升麻；伤寒邪在少阳，寒热往来，胸胁苦满，口苦咽干，目眩，配黄芩以清半表半里之热，共收和解少阳之功。

2. 疏肝解郁——肝郁气滞。肝失疏泄，气机郁阻所致的胸胁或少腹胀痛、情志抑郁、妇女月经失调、痛经等症，配香附、川芎、白芍；肝郁血虚，脾失健运，妇女月经不调，乳房胀痛，胁肋作痛，神疲食少，脉弦而虚者，配当归、白芍、白术、茯苓。

3. 升举阳气——气虚下陷、脏器脱垂。中气不足，气虚下陷所致的脘腹重坠作胀、食少倦怠、久泻脱肛及子宫下垂、肾下垂等脏器脱垂，配人参、黄芪、升麻。

4. 退热截疟——疟疾。疟疾，配黄芩、常山、草果。

【用法】 煎服，3～10g。解表退热宜生用，且用量宜稍重；疏肝解郁宜醋制，升阳可生用或酒制，其用量均宜稍轻。

【注意】 柴胡性升散，古人有"柴胡劫肝阴"之说，阴虚阳亢、肝风内动、阴虚火旺及气机上逆者忌用或慎用。

⟪升 麻⟫

升麻性辛甘微寒，肺脾胃经大肠连，

发表透疹升阳气，清热解毒功效全。

【性能】 辛、微甘，微寒。归肺、脾、胃、大肠经。

【功用】

1. 解表退热——外感表证。风热感冒，温病初起，可见发热、头痛等症，配桑叶、菊花、薄荷、连翘；风寒感冒，恶寒发热，无汗，头痛，咳嗽者，配麻黄、紫苏、白芷、川芎；外感风热夹湿之阳明经头痛，额前作痛，呕逆，心烦痞满者，配苍术、葛根、鲜荷叶。

2. 透疹——麻疹不透。麻疹初起，透发不畅，配葛根、白芍、甘草；麻疹欲出不出，身热无汗，咳嗽咽痛，烦渴尿赤者，配葛根、薄荷、牛蒡子、荆芥。

3. 清热解毒——齿痛、口疮、咽喉肿痛、温毒发斑。升麻尤善清解阳明热毒。牙龈肿痛、口舌生疮，配生石膏、黄连；风热疫毒上攻之大头瘟，头面红肿，咽喉肿痛，配黄芩、黄连、玄参、板蓝根；痄腮肿痛，配黄连、连翘、牛蒡子；温毒发斑，配生石膏、大青叶、紫草。

4. 升举阳气——气虚下陷、脏器脱垂、崩漏下血。中气不足，气虚下陷所致的脘腹重坠作胀、食少倦怠、久泻脱肛及子宫下垂、肾下垂等脏器脱垂，配黄芪、人参、柴胡；胸中大气下陷，气短不足以息，配柴胡、黄芪、桔梗；气虚下陷，月经量多或崩漏者，配人参、黄芪、白术。

【用法】 煎服，3～10g。发表透疹、清热解毒宜生用，升阳举陷宜制用。

【注意】 麻疹已透、阴虚火旺，以及阴虚阳亢者，均当忌用。

《葛 根》

葛根归经在脾胃，性味只有辛甘凉，

解肌退热透麻疹，升阳止泻还生津。

【性能】 甘、辛，凉。归脾、胃经。

【功用】

1. 解肌退热——外感表证之发热，项背强痛。风热感冒，可见发热、头痛等症，配薄荷、菊花、蔓荆子；风寒感冒，邪郁化热，可见发热重、恶寒轻、头痛无汗、目疼鼻干、口微渴、苔薄黄等症，配柴胡、黄芩、白芷、羌活；风寒感冒，表实无汗，恶寒，项背强痛者，配麻黄、桂枝；表虚汗出，恶风，项背强痛者，配桂枝、白芍。

2. 透疹——麻疹不透。麻疹初起，表邪外束，疹出不畅，配升麻、芍药、甘草；麻疹初起，已现麻疹，但疹出不畅，见发热咳嗽，或乍冷乍热者，配牛蒡子、荆芥、蝉蜕、前胡。

3. 生津止渴——热病口渴、消渴证。热病津伤口渴，配芦根、天花粉、知母；消渴证属阴津不足者，配天花粉、鲜地黄、麦冬；内热消渴，口渴多饮，体瘦乏力，气阴不足者，配乌梅、天花粉、麦冬、党参、黄芪。

4. 升阳止泻——热泄热痢、脾虚泄泻。表证未解，邪热入里，身热，下利臭秽，肛门有灼热感，苔黄脉数，或湿热泻痢，热重于湿者，配黄芩、黄连、甘草；脾虚泄泻，配人参、白术、木香。

【用法】 煎服，10～15g。

【注意】 解肌退热、透疹、生津宜生用，升阳止泻宜煨用，止咳平喘多制用。

第二章 清热药

● 【含义】 凡以清解里热、治疗里热证为主要作用的药物，称为清热药。

● 【功用】 清热药主要用治温热病，高热烦渴、湿热泻痢、温毒发斑、痈肿疮毒及阴虚发热等里热证。

● 【注意】 本类药物性多寒凉，易伤脾胃，故脾胃气虚、食少便溏者慎用；苦寒药物易化燥伤阴，热证伤阴或阴虚患者慎用；清热药禁用于阴盛格阳证或真寒假热之证。

第一节　清热泻火药

〖石　膏〗

石膏甘辛性大寒，肺胃二经实热烦，

清热泻火止渴煎，收敛生肌宜火煅。

【性能】 甘、辛，大寒。归肺、胃经。

【功用】

1. 清热泻火、除烦止渴——温热病气分实热证、肺热喘咳证、胃火牙痛、头痛、消渴证。石膏为清泻肺胃气分实热之要药。温热病气分实热，症见壮热、烦渴、汗出、脉洪大者，与知母相须为用；温病气血两燔，症见神昏谵语、发斑者，配玄参；热病后期，余热未尽，气津两亏，症见身热、心烦、口渴者，配人参、麦冬；肺经实热，症见喘咳、发热、口渴者，配麻黄、杏仁；胃火上攻之牙龈肿痛，配黄连、升麻；胃火头痛，可配川芎；胃热上蒸，耗伤津液之消渴证，配知母、生地黄、麦冬。

2. 敛疮生肌、收湿、止血——溃疡不敛、湿疹瘙痒、水火烫伤、外伤出血。溃疡不敛，配红粉；湿疹瘙痒，配枯矾；湿疮肿痒，配黄柏研末外掺；水火烫伤，配青黛。

【用法】 生石膏煎服，15～60g，宜先煎。煅石膏适量外用，研末撒敷患处。

【注意】 脾胃虚寒及阴虚内热者忌用。

〖 知 母 〗

知母性味苦甘寒，肺胃肾经归经全，
清热泻火时常用，滋阴润燥需盐制。

【性能】 苦、甘，寒。归肺、胃、肾经。

【功用】

1. 清肺热、生津润燥、除烦——热病烦渴、肺热燥咳。外感热病，高热烦渴者，常与石膏相须为用；肺热燥咳，配贝母；肺燥久嗽气急，配杏仁、莱菔子。

2. 滋肾阴、泻肾火、退骨蒸——骨蒸潮热。阴虚火旺所致骨蒸潮热、盗汗、心烦者，常配黄柏、生地黄。

3. 泻肺胃肾火、滋肺胃肾阴——内热消渴。阴虚内热之消渴证，配天花粉、葛根。

4. 滋阴润燥——肠燥便秘。阴虚肠燥便秘证，配生地黄、玄参、麦冬。

【用法】 煎服，6～12g。

【注意】 本品性寒质润，有滑肠作用，故脾虚便溏者不宜用。

〖芦 根〗

芦根甘寒能生津，肺热胃热均能清，

除烦止呕肺胃经，利尿透疹均可为。

【性能】 甘，寒。归肺、胃经。

【功用】

1. 清热泻火、生津止渴、除烦——热病烦渴。热病伤津，烦热口渴者，配麦冬、天花粉；或以其鲜汁配麦冬汁、梨汁、荸荠汁、藕汁服。

2. 清胃止呕——胃热呕哕。鲜品配青竹茹、生姜，也可单用煎浓汁频饮。

3. 清透肺热——肺热咳嗽、肺痈吐脓。肺热咳嗽，配黄芩、浙贝母、瓜蒌；风热咳嗽，配桑叶、菊花、苦杏仁；肺痈吐脓，配薏苡仁、冬瓜子。

4. 清热利尿——热淋涩痛、小便短赤。热淋涩痛、小便短赤，配白茅根、车前子。

【用法】 煎服，干品 15～30g；鲜品加倍，或捣汁用。

【注意】 脾胃虚寒者忌服。

〖 天花粉 〗

　　花粉就是栝楼根，甘苦微寒肺胃经，
　　清热生津能润肺，消散痈肿功效备。

【性能】 甘、微苦，微寒。归肺、胃经。

【功用】

　　1. 清热泻火、生津止渴——热病烦渴、肺热燥咳。热病烦渴，配芦根、麦冬，或配生地黄、五味子；燥伤肺胃，咽干口渴，配沙参、麦冬、玉竹；肺热燥咳，干咳少痰，痰中带血，配天冬、麦冬、生地黄；燥热伤肺，气阴两伤之咳喘、咯血，配人参。

　　2. 清肺胃热、生津止渴——内热消渴。积热内蕴，化燥伤津之消渴证，配麦冬、芦根、白茅根；内热消渴，气阴两伤者，配人参。

　　3. 清热泻火解毒、消肿排脓——疮疡肿毒。疮疡初起，热毒炽盛，配金银花、白芷、穿山甲；风热上攻，咽喉肿痛，配薄荷等份为末，西瓜汁送服。

【用法】 煎服，10～15g。

【注意】 反乌头。

〖 竹 叶 〗

　　竹叶甘淡兼辛寒，心胃小肠归经备，
　　清热除烦能止渴，生津利尿心火泻。

【性能】 甘、辛、淡，寒。归心、胃、小肠经。

【功用】

1. 清热泻火、除烦生津——**热病烦渴**。热病伤津，烦热口渴，配石膏、知母、玄参；热病后期，余热未清，气津两伤之证，配人参、麦冬；外感风热，烦热口渴，配金银花、连翘、薄荷。

2. 清心火、利小便——**口疮尿赤**。口疮尿赤，配木通、生地黄；温病热陷心包，神昏谵语，竹叶卷心常配玄参、莲子心、连翘心。

【用法】 煎服，6～15g；鲜品15～30g。

【注意】 阴虚火旺、骨蒸潮热者忌用。

栀 子

栀子苦寒泄大热，归经心肺与三焦，

清热泻火能除烦，凉血解毒兼消肿。

【性能】 苦，寒。归心、肺、三焦经。

【功用】

1. 泻火除烦——**热病心烦、目赤肿痛**。栀子为治热病心烦、躁扰不宁之要药，可配淡豆豉；热病火毒炽盛，三焦俱热而见高热烦躁、神昏谵语者，配黄芩、黄连、黄柏；肝胆火热上攻之目赤肿痛，配大黄。

2. 清热利湿——**湿热黄疸**。肝胆湿热郁蒸之黄疸、小便短赤者，配茵陈、大黄，或配黄柏。

3. 清热凉血止血——**血淋涩痛、血热吐衄**。血淋涩痛或热淋证，配木通、车前子、滑石；血热妄行之吐血、衄血等证，配白茅根、大黄、侧柏叶；三焦火盛迫血妄行之吐血、衄血，配黄芩、黄连、黄柏。

4. 清热凉血解毒——火毒疮疡。火毒疮疡、红肿热痛者，配金银花、连翘、蒲公英，或配白芷以助消肿。

【用法】 煎服，6～10g。外用生品适量，研末调敷。凉血止血炒焦用。

【注意】 本品苦寒伤胃，脾虚便溏者不宜用。

〖夏枯草〗

夏枯草性苦辛寒，归经肝胆效力专，
肝胆之火最能清，瘰疬之结能疏散。

【性能】 辛、苦，寒。归肝、胆经。

【功用】

1. 清肝明目——目赤肿痛、头痛眩晕、目珠夜痛。肝火上炎，目赤肿痛，配桑叶、菊花、决明子；肝阴不足，目珠疼痛，至夜尤甚者，配当归、枸杞子。

2. 泄热散结消肿——瘰疬、瘿瘤、乳痈肿痛。肝郁化火，痰火凝聚之瘰疬，配贝母、香附；瘿瘤，配昆布、玄参；乳痈肿痛，配蒲公英；热毒疮疡，配金银花。

【用法】 煎服，9～15g；或熬膏服。

【注意】 脾胃寒弱者慎用。

〖决明子〗

决明子能清肝目，味甘苦咸性微寒，
归经入肝与大肠，润肠通便效力专。

【性能】 甘、苦、咸，微寒。归肝、大肠经。

【功用】

1. 清热明目——目赤肿痛、羞明多泪、目暗不明。肝热之目赤肿痛、羞明多泪，配黄芩、赤芍、木贼；风热上攻之头痛目赤，配菊花、青葙子、茺蔚子；肝肾阴亏之视物昏花、目暗不明，配山茱萸、生地黄。

2. 平抑肝阳——头痛、眩晕。肝阳上亢之头痛、眩晕，配菊花、钩藤、夏枯草。

3. 润肠通便——肠燥便秘。内热肠燥，大便秘结，配火麻仁、瓜蒌仁。

【用法】 煎服，9~15克；本药用于润肠通便时，不宜久煎。

【注意】 气虚便溏者不宜用。

第二节　清热燥湿药

《黄　芩》

清热燥湿用黄芩，泻火解毒能安胎，
凉血止血味苦寒，肺胃胆脾大小肠。

【性能】 苦，寒。归肺、胆、脾、胃、大肠、小肠经。

【功用】

1. 清热燥湿——湿温、暑湿、胸闷呕恶、湿热痞满、黄疸泻痢。湿温、暑湿证，湿热阻遏气机而致胸闷、恶心、呕吐、身热不扬、舌苔黄腻者，配滑石、白豆蔻、通草；湿热中阻，痞满呕吐，配黄连、干姜、半夏；大肠湿热之泄泻、痢疾，配黄连、葛根；湿热黄疸，配茵陈、栀子。

2. 泻火解毒——肺热咳嗽、高热烦渴。肺热壅遏所致咳嗽痰稠，可单用；肺热咳嗽气喘，配苦杏仁、桑白皮、紫苏子；肺热咳嗽痰多，配法半夏；外感热病，中、上焦热盛所致之高热烦渴、面赤唇燥、尿赤便秘、苔黄脉数者，配薄荷、栀子、大黄。

3. 凉血止血——血热吐衄。火毒炽盛迫血妄行之吐血、衄血等证，配大黄；血热便血，配地榆、槐花；崩漏，配当归。

4. 清热安胎——胎动不安。血热之胎动不安，可配生地黄、黄柏；气虚血热之胎动不安，配白术；肾虚有热之胎动不安，配熟地黄、续断、人参。

5. 清解热毒——痈肿疮毒。火毒炽盛之痈肿疮毒，配黄连、黄柏、栀子；热毒壅滞之痔疮热痛，配黄连、大黄、槐花。

【用法】　煎服，3～10g。清热多生用，安胎多炒用，清上焦热可酒制用，止血可炒炭用。

【注意】　本品苦寒伤胃，脾胃虚寒者不宜使用。

〖 黄　连 〗

黄连胆胃大肠心，性味苦寒易伤津，

清热燥湿能泻火，解毒用之效更真。

【性能】　苦，寒。归心、脾、胃、胆、大肠经。

【功用】

1. 清热燥湿——湿热痞满、呕吐吞酸、湿热泻痢。黄连尤长于清中焦湿热。湿热阻滞中焦，气机不畅所致脘腹痞满、恶心、呕吐，配紫苏叶、黄芩、干姜、半夏；胃热呕吐，配石膏；肝火犯胃所致胁肋胀痛、呕吐、吞酸，配吴茱萸；脾胃虚寒，呕吐酸水，配人参、白术、干姜；湿热泻痢，腹痛，里急后重，配木香；湿热泻痢兼表证发热，配葛根、黄芩；湿热下痢脓血日久，配乌梅。

2. 清热泻火——高热神昏、心烦不寐、血热吐衄。三焦热盛，高热烦躁，配黄芩、黄柏、栀子；高热神昏，配石膏、知母、玄参、牡丹皮；热盛伤阴，心烦不寐，配黄芩、白芍、阿胶；心火亢旺，心肾不交之怔忡不寐，配肉桂；邪火内炽，迫血妄行之吐衄，配大黄、芦荟。

3. 泻火解毒——痈肿疔疮、目赤牙痛、消渴。痈肿疔毒，配黄芩、黄柏、栀子；目赤肿痛，赤脉胬肉，配淡竹叶；胃火上攻，牙痛难忍，配生地黄、升麻、牡丹皮；胃火炽盛，消谷善饥之消渴证，配麦冬；肾阴不足，心胃火旺之消渴，配生地黄；外治湿疹、湿疮、耳道流脓。

【用法】 煎服，2~5g；外用适量。

【注意】 本品大苦大寒，过服、久服易伤脾胃，脾胃虚寒者忌用；苦燥易伤阴津，阴虚津伤者慎用。

〖 黄 柏 〗

黄柏膀胱肾大肠，清热燥湿苦寒良，
泻火解毒退骨蒸，下焦湿热皆能清。

【性能】 苦，寒。归肾、膀胱、大肠经。

【功用】

1. 清热燥湿——湿热带下、热淋、湿热泻痢、黄疸、湿热脚气、痿证。湿热下注之带下黄浊臭秽，配山药、芡实、车前子；湿热下注膀胱，小便短赤热痛，配萆薢、茯苓、车前子；大肠湿热泻痢，配白头翁、黄连、秦皮；湿热郁蒸之黄疸，配栀子；湿热下注所致脚气肿痛、痿证，配苍术、牛膝；阴虚火旺之痿证，配知母、熟地黄、龟甲。

2. 泻火除蒸——骨蒸劳热，盗汗，遗精。阴虚火旺之潮热盗汗、腰酸遗精，与知母相须为用，配生地黄、山药，或配熟地黄、龟甲。

3. 解毒疗疮——疮疡肿毒、湿疹瘙痒。疮疡肿毒，内服、外用均可，本品配大黄为末，醋调外搽；湿疹瘙痒，配荆芥、苦参、白鲜皮，亦可配煅石膏等份为末，外撒或油调搽患处。

【用法】　煎服，3～12g；外用适量。

【注意】　本品苦寒伤胃，脾胃虚寒者忌用。

【龙　胆】

归经肝胆龙胆草，清热燥湿疗效好，

性味苦寒能泻火，上下湿火泻之巧。

【性能】　苦，寒。归肝、胆经。

【功用】

1. 清热燥湿——湿热黄疸、阴肿阴痒、带下、湿疹瘙痒。湿热黄疸，配苦参，或配栀子、大黄、白茅根；湿热下注之阴肿阴痒、湿疹瘙痒、带下黄臭，配泽泻、木通、车前子。

2. 泻肝胆火——肝火头痛、目赤耳聋、胁痛口苦、惊风抽搐。肝胆实火，配柴胡、黄芩、栀子；肝经热盛、热极生风所致之高热、惊风、抽搐，配牛黄、青黛、黄连，或配黄柏、大黄、芦荟。

【用法】 煎服，3～6g。

【注意】 脾胃虚寒者不宜用，阴虚津伤者慎用。

【秦 皮】

秦皮性味苦涩寒，清热燥湿痢带全，
解毒明目有奇效，归经大肠与肝胆。

【性能】 苦、涩，寒。归肝、胆、大肠经。

【功用】

1. 清热燥湿、收涩止痢、止带——湿热泻痢、带下。湿热泻痢，里急后重，配白头翁、黄连、黄柏；湿热下注之带下，配牡丹皮、当归。

2. 清泻肝火、明目退翳——肝热目赤肿痛、目生翳膜。肝经郁火所致目赤肿痛、目生翳膜，可单用煎水洗眼，或配栀子、淡竹叶煎服；肝经风热，目赤生翳，配秦艽、防风。

【用法】 煎服，6～12g；外用适量，煎洗患处。

【注意】 脾胃虚寒者忌用。

【苦 参】

苦参性味苦与寒，膀胱心胃大肠肝，
清热燥湿为苦药，杀虫利尿治不难。

【性能】 苦，寒。归心、肝、胃、大肠、膀胱经。

【功用】

1. 清热燥湿、杀虫——湿热泻痢、便血、黄疸、湿热带下、阴肿阴痒、湿疹湿疮、皮肤瘙痒、疥癣。胃肠湿热所致泄泻、痢疾，可单用；血痢不止，配木香；湿热便血、痔漏出血，配生地黄；湿热蕴蒸之黄疸，配龙胆、牛胆汁；湿热带下、阴肿阴痒，配蛇床子、鹤虱；湿疹、湿疮，单用煎水外洗有效，或配黄柏、蛇床子煎水外洗；皮肤瘙痒，配皂角、荆芥；风疹瘙痒，配防风、蝉蜕、荆芥；疥癣，配花椒煎汤外搽，或配硫黄、枯矾制成软膏外涂。

2. 清热利尿——湿热蕴结之小便不利。湿热蕴结之小便不利、灼热涩痛，配石韦、车前子、栀子。

【用法】 煎服，5～10g；外用适量。

【注意】 脾胃虚寒者忌用。反藜芦。

》白鲜皮《

白鲜根皮味苦寒，脾胃膀胱记不繁，

祛风解毒能通痹，清热燥湿疗疥癣。

【性能】 苦，寒。归脾、胃、膀胱经。

【功用】

1. 清热燥湿、解毒止痒——湿热疮毒、湿疹、疥癣。湿热疮毒之肌肤溃烂、黄水淋漓者，配苍术、苦参、连翘；湿疹、风疹、疥癣，配苦参、防风、地肤子，煎汤内服、外洗。

2. 清热燥湿、祛风通痹——湿热黄疸、风湿热痹。湿热蕴蒸之黄疸、尿赤，配茵陈；风湿热痹，关节红肿热痛者，配苍术、黄柏、薏苡仁。

【用法】 煎服，4.5～9g；外用适量。

【注意】 脾胃虚寒者慎用。

第三节　清热解毒药

《 金银花 》

性味甘寒金银花，肺心胃经病用佳，
清热解毒常解暑，疏散风热效堪夸。

【性能】 甘，寒。归肺、心、胃经。

【功用】

1. 清热解毒、散痈消肿——痈肿疔疮。金银花为治一切内痈外痈之要药。痈疮初起，红肿热痛者，可单用本品煎服，并用药渣外敷患处，亦可配皂角刺、穿山甲、白芷；疔疮肿毒，坚硬根深者，配紫花地丁、蒲公英、野菊花；肠痈腹痛者，配当归、地榆、黄芩；肺痈咳吐脓血者，配鱼腥草、芦根、桃仁。

2. 疏散风热——外感风热、温病初起。外感风热或温病初起，身热头痛，咽痛口渴，配连翘、薄荷、牛蒡子；热入营血，舌绛神昏，心烦少寐，配水牛角、生地黄、黄连；暑温，发热烦渴，头痛无汗，配香薷、厚朴、连翘。

3. 凉血止痢——热毒血痢。热毒痢疾，下利脓血，单用浓煎口服即可奏效，或配黄芩、黄连、白头翁。

4. 此外，尚可用治咽喉肿痛、小儿热疮及痱子。

【用法】 煎服，6～15g。疏散风热、清泄里热以生品为佳；炒炭宜用于热毒血痢；露剂多用于暑热烦渴。

【注意】 脾胃虚寒及气虚疮疡脓清者忌用。

〖 连 翘 〗

性苦微寒真连翘，消痈散结疮家药，

清热解毒淋涩痛，疏散风热皆有效。

【性能】 苦，微寒，归肺、心、小肠经。

【功用】

1. 清热解毒、消肿散结——痈肿疮毒、瘰疬痰核。连翘有"疮家圣药"之称。痈肿疮毒，配金银花、蒲公英、野菊花；疮痈红肿未溃，配穿山甲、皂角刺；疮疡脓出、红肿溃烂，配牡丹皮、天花粉；痰火郁结，瘰疬痰核，配夏枯草、浙贝母、玄参、牡蛎。

2. 疏散风热——风热外感、温病初起。风热外感或温病初起，配金银花、薄荷、牛蒡子；温热病热入心包、高热神昏，配连翘心、麦冬、莲子心；热入营血之舌绛神昏，烦热斑疹，配水牛角、生地黄、金银花。

3. 清心利尿——热淋涩痛。湿热壅滞所致之小便不利或淋沥涩痛，配车前子、白茅根、竹叶、木通。

【用法】 煎服，6～15g。

【注意】 脾胃虚寒及气虚脓清者不宜用。

《穿心莲》

清热解毒穿心莲，心肺膀胱与大肠，

性味苦寒能燥湿，解毒消肿用之妙。

【性能】 苦，寒。归心、肺、大肠、膀胱经。

【功用】

1. 清热解毒——外感风热、温病初起。外感风热或温病初起，发热头痛，可单用，亦可配金银花、连翘、薄荷。

2. 清热凉血消肿——肺热咳喘、肺痈吐脓、咽喉肿痛。肺热咳嗽气喘，配黄芩、桑白皮、地骨皮；肺痈咳吐脓痰，配鱼腥草、桔梗、冬瓜子；咽喉肿痛，配玄参、牛蒡子、板蓝根。

3. 清热解毒、燥湿止痢——湿热泻痢、热淋涩痛、湿疹瘙痒。胃肠湿热，腹痛泄泻，下痢脓血者，可单用，或配苦参、木香；膀胱湿热，小便淋沥涩痛，配车前子、白茅根、黄柏；湿疹瘙痒，以本品为末，甘油调涂患处。

4. 清热解毒，凉血消痈——痈肿疮毒、蛇虫咬伤。热毒壅聚，痈肿疮毒者，可单用或配金银花、野菊花、重楼，并用鲜品捣烂外敷；蛇虫咬伤者，配墨旱莲。

【用法】 煎服，6～9g。煎剂易致呕吐，故多作丸、散、片剂。外用适量。

【注意】 不宜多服久服；脾胃虚寒者不宜用。

《大青叶》

归经心胃大青叶，性味苦寒能利咽，

清热解毒消痈肿，消斑全在凉血功。

【性能】　苦、寒。归心、胃经。

【功用】

1. 清热解毒、凉血消斑——热入营血、温毒发斑。温热病心胃毒盛，热入营血，气血两燔，高热神昏，发斑发疹，配水牛角、玄参、栀子；风热表证或温病初起，配葛根、连翘。

2. 解毒利咽、凉血消肿——喉痹口疮、痄腮丹毒。心胃火盛，咽喉肿痛，口舌生疮者，配生地黄、大黄、升麻；瘟毒上攻，发热头痛，痄腮，喉痹者，配金银花、大黄、拳参；血热毒盛，丹毒红肿者，用鲜品捣烂外敷，或配蒲公英、紫花地丁、重楼。

【用法】　煎服，9～15g，鲜品 30～60g；外用适量。

【注意】　脾胃虚寒者忌用。

〖 板蓝根 〗

板蓝根性苦味寒，归经心胃能凉血，
清热解毒能利咽，温病初起用之良。

【性能】　苦，寒。归心、胃经。

【功用】

1. 清热解毒利咽——外感发热、温病初起之咽喉肿痛。外感风热或温病初起，发热头痛咽痛，可单味使用，或配金银花、荆芥；风热上攻，咽喉肿痛，配玄参、马勃、牛蒡子。

2. 清热解毒、凉血消肿——温毒发斑、痄腮、丹毒、痈肿疮毒。时行温病，温毒发斑，舌绛紫暗者，配生地黄、紫草、黄芩；丹毒、痄腮、大头瘟疫之头面红肿，咽喉不利者，配玄参、连翘、牛蒡子。

【用法】 煎服，9～15g。

【注意】 体虚而无实火热毒者忌服，脾胃虚寒者慎用。

《青　黛》

青黛咸寒能染布，归于肝经与肺经，
清热解毒兼凉血，清肝泻火能定惊。

【性能】 咸，寒。归肝、肺经。

【功用】

1. 清热解毒、凉血止血消斑——温毒发斑、血热吐衄、咽痛口疮、火毒疮疡、咳嗽胸痛、痰中带血。温毒发斑，配生地黄、生石膏、栀子；血热妄行之吐血、衄血，配生地黄、牡丹皮、白茅根；肝火犯肺，咳嗽胸痛，痰中带血，配海蛤粉；肺热咳嗽，痰黄而稠者，配海浮石、瓜蒌仁、川贝母；热毒炽盛，咽喉肿痛，喉痹者，配板蓝根、甘草；口舌生疮，配冰片撒敷患处；火毒疮疡，痄腮肿痛，与寒水石共研为末，外敷患处。

2. 清热、息风止痉——暑热惊痫、惊风抽搐。暑热惊痫，配甘草、滑石；小儿惊风抽搐，配钩藤、牛黄。

【用法】 内服，1～3g。本品难溶于水，一般作散剂冲服，或入丸剂服用。外用适量。

【注意】 胃寒者慎用。

【贯 众】

贯众小毒能杀虫，性苦微寒肝脾经，
清热解毒治风热，凉血止血治血热。

【性能】 苦，微寒。有小毒。归肝、脾经。

【功用】

1. 清热解毒——风热感冒、温毒发斑。温热毒邪所致之证皆可用之，配黄连、甘草；痄腮、温毒发斑、发疹等病证，配板蓝根、大青叶、紫草。

2. 凉血止血——血热出血。血热所致衄血，可单味药研末调服；吐血，配黄连，研末糯米饮调服；便血，配侧柏叶；崩漏下血，配五灵脂。

3. 杀虫——虫疾。用于驱杀绦虫、钩虫、蛲虫、蛔虫等多种肠道寄生虫。

4. 此外，本品还可用于治疗烧烫伤及妇人带下等病证。

【用法】 煎服，5～10g。杀虫及清热解毒宜生用；止血宜炒炭用。外用适量。

【注意】 本品有小毒，用量不宜过大。服用本品时忌油腻。脾胃虚寒者及孕妇慎用。

【蒲公英】

性苦甘寒蒲公英，归经肝胃善治痈，
清热解毒能利湿，通淋鲜用即成功。

【性能】 苦、甘，寒。归肝、胃经。

【功用】

1. 清热解毒、消肿散结——痈肿疔毒、乳痈内痈。蒲公英为治疗乳痈之要药。乳痈肿痛，可单用本品浓煎内服，或以鲜品捣汁内服，渣敷患处，也可配全瓜蒌、金银花、牛蒡子；疔毒肿痛，配野菊花、紫花地丁、金银花；肠痈腹痛，配大黄、牡丹皮、桃仁；肺痈吐脓，配鱼腥草、冬瓜子、芦根；咽喉肿痛，配板蓝根、玄参；毒蛇咬伤，鲜品外敷。

2. 清利湿热、利尿通淋——热淋涩痛、湿热黄疸。热淋涩痛，配白茅根、金钱草、车前子；湿热黄疸，配茵陈、栀子、大黄。

3. 清肝明目——目赤肿痛。肝火上炎引起的目赤肿痛，可单用取汁点眼，或浓煎内服，亦可配菊花、夏枯草、黄芩。

【用法】 煎服，10～15g；外用鲜品适量，捣敷或煎汤熏洗患处。

【注意】 用量过大可致缓泻。

紫花地丁

性苦辛寒紫地丁，专归心肝这两经，

清热解毒消痈结，蛇毒咬伤内外功。

【性能】 苦、辛，寒。归心、肝经。

【功用】

1. 清热解毒、凉血消肿——疔疮肿毒、乳痈、肠痈。紫花地丁尤以治疔毒为其特长。痈肿、疔疮、丹毒等，可单用鲜品捣汁内服，以渣外敷，也可配金银花、蒲公英、野菊花；乳痈，配蒲公英，煎汤内服，并以渣外敷，或熬膏摊贴患处，均有良效；肠痈，配大黄、红藤、白花蛇舌草。

2. 解蛇毒——毒蛇咬伤。可用鲜品捣汁内服，亦可配雄黄少许，捣烂外敷。

3. 此外，还可用于肝热目赤肿痛以及外感热病。

【用法】 煎服，15～30g；外用鲜品适量，捣烂敷患处。

【注意】 体质虚寒者忌服。

《野菊花》

野菊味苦辛微寒，肝心二经容易记，

清热解毒是良药，皮肤瘙痒内外用。

【性能】 苦、辛，微寒。归肝、心经。

【功用】

1. 清热解毒、利咽消肿——痈疽疔疖、咽喉肿痛。热毒蕴结，疔疖丹毒，痈疽疮疡，咽喉肿痛，配蒲公英、紫花地丁、金银花。

2. 清泻肝火、疏散风热——目赤肿痛、头痛眩晕。风火上攻之目赤肿痛，配金银花、密蒙花、夏枯草；肝火上炎之头痛眩晕，配决明子。

3. 此外，本品内服并煎汤外洗也用于治疗湿疹、湿疮、风疹痒痛等。

【用法】 煎服，9～15g；外用适量。

〖土茯苓〗

归经肝胃土茯苓，性味总括甘淡平，
解毒除湿利关节，梅毒疮毒并能除。

【性能】 甘、淡，平。归肝、胃经。

【功用】

1. 解毒利湿、通利关节——杨梅毒疮、肢体拘挛。土茯苓为治梅毒的要药，可单用本品水煎服，或配金银花、白鲜皮、威灵仙、甘草；因服汞剂中毒而致肢体拘挛者，配薏苡仁、防风、木瓜。

2. 解毒利湿——淋浊带下、湿疹瘙痒。热淋，配木通、萹蓄、蒲公英、车前子；阴痒带下，单用本品水煎服；湿热皮肤瘙痒，配生地黄、赤芍、地肤子、白鲜皮、茵陈。

3. 清热解毒、消肿散结——痈肿疮毒。痈疮红肿溃烂，以本品研为细末，好醋调敷；瘰疬溃烂，将本品切片或为末，水煎服或入粥内食之，配苍术、黄柏、苦参。

【用法】 煎服，15~60g；外用适量。

【注意】 肝肾阴虚者慎服。服药时忌茶。

〖鱼腥草〗

鱼草辛寒归肺经，清热解毒消肺痈，
湿热淋证服之应，热毒疮疡内外用。

【性能】 辛，微寒。归肺经。

【功用】

1. 清热解毒、消痈排脓——肺痈吐脓、肺热咳嗽、热毒疮毒。鱼腥草为治肺痈之要药。痰热壅肺，胸痛，咳吐脓血，配桔梗、芦根、瓜蒌；肺热咳嗽，痰黄气急，配黄芩、贝母、知母；外痈疮毒，配野菊花、蒲公英、金银花，亦可单用鲜品捣烂外敷。

2. 清热除湿、利水通淋——湿热淋证。小便淋沥涩痛，配车前草、白茅根、海金沙。

3. 此外，本品又能清热止痢，还可用于治疗湿热泻痢。

【用法】 煎服，15～25g；鲜品用量加倍，水煎或捣汁服；外用适量，捣敷或煎汤熏洗患处。

【注意】 本品含挥发油，不宜久煎。虚寒证及阴性疮疡忌服。

〖 大血藤（红藤）〗

红藤苦平肝大肠，清热解毒治肠痈，

活血散瘀消肿痛，经闭痛经亦可服。

【性能】 苦，平。归大肠、肝经。

【功用】

1. 清热解毒、消痈止痛——肠痈腹痛、热毒疮疡。红藤为治肠痈要药。肠痈腹痛，配桃仁、大黄；热毒疮疡，配连翘、金银花、贝母。

2. 活血散瘀、消肿止痛——跌打损伤、经闭痛经。跌打损伤，瘀血肿痛，配骨碎补、续断、赤芍；经闭痛经，配当归、香附、益母草。

3. 活血化瘀、祛风活络止痛——风湿痹痛。风湿痹痛可配独活、牛膝、防风。

【用法】 煎服，9～15g；外用适量。

【注意】 孕妇慎服。

〖败酱草〗

> 败酱辛苦性微寒，归经胃肝与大肠，
> 清热解毒治肠痈，产后瘀血亦能除。

【性能】 辛、苦，微寒。归胃、大肠、肝经。

【功用】

1. 清热解毒、消痈排脓——肠痈、肺痈、痈肿疮毒。败酱草为治肠痈腹痛的首选药物。肠痈初起，腹痛便秘，未化脓者，配金银花、蒲公英、牡丹皮、桃仁；肠痈脓已成者，配薏苡仁、附子；肺痈咳吐脓血者，配鱼腥草、芦根、桔梗；痈肿疮毒，无论已溃未溃皆可用之，配金银花、连翘，并可以鲜品捣烂外敷，均有效。

2. 破血行瘀、通经止痛——产后瘀阻腹痛。可配五灵脂、香附、当归。

3. 此外，本品亦可用治肝热目赤肿痛及赤白痢疾。

【用法】 煎服，6～15g；外用适量。

【注意】 脾胃虚弱、食少泄泻者忌服。

〖射 干〗

> 射干苦寒归肺经，清热解毒消咽肿，
> 利咽也能消痰邪，妇女有孕用之慎。

【性能】 苦，寒。归肺经。

【功用】

1. 清肺泻火、利咽消肿——咽喉肿痛。射干为治咽喉肿痛常用之品。热毒痰火郁结，咽喉肿痛，可单用，或配升麻、甘草；外感风热，咽痛暗哑，配荆芥、连翘、牛蒡子。

2. 清肺降气消痰——痰盛咳喘。肺热咳喘，痰多而黄，配桑白皮、马兜铃、桔梗；寒痰咳喘，痰多清稀，配麻黄、细辛、生姜、半夏。

【用法】 煎服，3～10g。

【注意】 本品苦寒，脾虚便溏者不宜使用。孕妇忌用或慎用。

山豆根

山豆根大苦大寒，归经肺胃需记全，
清热解毒利咽喉，牙龈肿痛用之灵。

【性能】 苦，寒。有毒。归肺、胃经。

【功用】

1. 清热解毒、利咽消肿——咽喉肿痛。山豆根为治疗咽喉肿痛的要药。热毒蕴结之咽喉肿痛者可用之。轻者可单用本品磨醋噙服，重者配桔梗、栀子、连翘；乳蛾喉痹，可配射干、天花粉、麦冬。

2. 解毒消肿——牙龈肿痛。胃火上炎引起的牙龈肿痛、口舌生疮均可应用，可单用煎汤漱口，或配石膏、黄连、升麻、牡丹皮。

3. 此外，本品还可用于湿热黄疸、肺热咳嗽、痈肿疮毒等证。

【用法】 煎服，3～6g；外用适量。

【注意】 本品有毒，过量服用易引起呕吐、腹泻、胸闷、心悸等副作用，故用量不宜过大。脾胃虚寒者慎用。

【 白头翁 】

性味苦寒白头翁，归与大肠与胃经，
清热解毒消瘰疬，凉血止痢最常用。

【性能】 苦，寒。归胃、大肠经。

【功用】

1. 清热解毒、凉血止痢——热毒血痢。白头翁为治热毒血痢之良药。热痢腹痛，里急后重，下痢脓血，可单用，或配黄连、黄柏、秦皮；赤痢下血，日久不愈，腹内冷痛，配阿胶、干姜、赤石脂。

2. 解毒凉血消肿——疮痈肿毒。痄腮、瘰疬、疮痈肿痛等证，配蒲公英、连翘。

3. 本品若与秦皮等配伍，煎汤外洗，又可治疗阴痒带下。此外尚可用于血热出血以及温疟发热烦躁。

【用法】 煎服，9～15g，鲜品 15～30g；外用适量。

【注意】 虚寒泻痢忌服。

【 马齿苋 】

马齿苋性味酸寒，归经厥阴与大肠，
清热解毒消疮疡，凉血能除湿热痢。

【性能】 酸，寒。归肝、大肠经。

【功用】

1. 清热解毒、凉血止痢——热毒血痢。治热毒血痢，单用本品水煎服，亦常与粳米煮粥，空腹服食；产后血痢，单用鲜品捣汁入蜜调服；大肠湿热，腹痛泄泻，或下利脓血，里急后重者，配黄芩、黄连。

2. 清热解毒、凉血消肿——热毒疮疡。血热毒盛，痈肿疮疡，丹毒肿痛，可单用本品煎汤内服并外洗，再以鲜品捣烂外敷。

3. 清热凉血、收敛止血——崩漏、便血。血热妄行，崩漏下血，可单味药捣汁服；大肠湿热，便血痔血，配地榆、槐角、凤尾草。

4. 此外，本品还可用于湿热淋证、带下等。

【用法】 煎服，9～15g，鲜品 30～60g；外用适量，捣敷患处。

【注意】 脾胃虚寒，肠滑作泄者忌服。

〖 鸦胆子 〗

苦寒鸦胆有小毒，归经只在肝大肠，

清热解毒善止痢，外用腐蚀鸡眼疣。

【性能】 苦，寒。有小毒。归大肠、肝经。

【功用】

1. 清热解毒、止痢——热毒血痢、冷积久痢。久痢久泻，迁延不愈者，配诃子肉、乌梅肉、木香。

2. 杀虫截疟——各型疟疾。对各种类型的疟疾均可应用，尤以间日疟及三日疟效果较好，对恶性疟疾也有效。

3. 腐蚀赘疣——鸡眼赘疣。本品外用有腐蚀作用。用治鸡眼、寻常疣等，可取鸦胆子仁捣烂涂敷患处，或用鸦胆子油局部涂敷。

【用法】 内服，0.5～2g，以干龙眼肉包裹或装入胶囊包裹吞服，亦可压去油制成丸剂、片剂服，不宜入煎剂；外用适量。

【注意】 本品有毒，对胃肠道及肝肾均有损害，内服需严格控制剂量，不宜多用久服。外用注意用胶布保护好周围正常皮肤，以防止对正常皮肤的刺激。孕妇及小儿慎用。胃肠出血及肝肾病患者，应忌用或慎用。

《半边莲》

心肺小肠半边莲，性味两种辛平全，
清热解毒疗疔痈，利水消肿治疮癣。

【性能】 辛，平。归心、小肠、肺经。

【功用】

1. 清热解毒——疮痈肿毒、蛇虫咬伤。疗疮肿毒，单用鲜品捣烂，加酒外敷患处；乳痈肿痛，亦用鲜品捣烂外敷；毒蛇咬伤、蜂蝎螫伤，配白花蛇舌草、虎杖、茜草。

2. 利水消肿——腹胀水肿。水湿停蓄，大腹水肿，配金钱草、大黄、枳实；湿热黄疸，小便不利，配白茅根。

3. 此外，对皮肤湿疮、湿疹及手足疥癣均有较好疗效，可单味水煎，局部湿敷或外搽患处。

【用法】 煎服，干品 9～15g，鲜品 30～60g；外用适量。

【注意】 虚证水肿忌用。

《白花蛇舌草》

微苦甘寒蛇舌草，归经属胃大小肠，
清热兼能解蛇毒，利湿通淋效力彰。

【性能】 微苦、甘、寒。归胃、大肠、小肠经。

【功用】

1. 清热解毒——痈肿疮毒、咽喉肿痛、毒蛇咬伤。痈肿疮毒，单用鲜品捣烂外敷，也可配金银花、连翘、野菊花；肠痈腹痛，配红藤、败酱草、牡丹皮；咽喉肿痛，配黄芩、玄参、板蓝根；毒蛇咬伤，可单用鲜品捣烂绞汁内服或水煎服，渣敷伤口，疗效较好，亦可配半枝莲、紫花地丁、重楼。近年本品已广泛用于各种癌症的治疗。

2. 利湿通淋——热淋涩痛、湿热黄疸。膀胱湿热，单用本品，亦可配白茅根、车前草、石韦。

【用法】 煎服，15～60g；外用适量。

【注意】 阴疽及脾胃虚寒者忌用。

第四节 清热凉血药

《生地黄》

清热凉血生地黄，养阴生津宜煎尝，

归经于肝和心肾，甘寒养阴苦清热。

【性能】 甘、苦，寒。归心、肝、肾经。

【功用】

1. 清热凉血止血——热入营血，舌绛烦渴，斑疹吐衄。温热病热入营血，壮热烦渴、神昏舌绛者，配玄参、连翘、丹参；血热吐衄，配大黄；血热便血、尿血，配地榆；血热崩漏或产后下血不止、心神烦乱，配益母草。

2. 滋阴降火——阴虚内热、骨蒸劳热。阴虚内热，潮热骨蒸，配知母、地骨皮；温病后期，余热未尽，阴津已伤，邪伏阴分，症见夜热早凉、舌红脉数者，配青蒿、鳖甲、知母。

3. 清热养阴、生津止渴——津伤口渴、内热消渴、肠燥便秘。热病伤阴，烦渴多饮，配麦冬、沙参、玉竹；阴虚内热之消渴证，配山药、黄芪、山茱萸；温病津伤，肠燥便秘，配玄参、麦冬。

【用法】 煎服，10～15g；鲜品用量加倍，或以鲜品捣汁入药。

【注意】 脾虚湿滞，腹满便溏者不宜使用。

《玄 参》

玄参性苦甘咸寒，归经肺胃少阴肾，
清热凉血常用药，滋阴解毒治发斑。

【性能】 甘、苦、咸，微寒。归肺、胃、肾经。

【功用】

1. 清热凉血——温邪入营，内陷心包，温毒发斑。

温病热入营分，症见身热夜甚、心烦口渴、舌绛脉数者，配生地黄、丹参、连翘；温病邪陷心包，神昏谵语，配麦冬、竹叶卷心、连翘心；若温热病，气血两燔，发斑发疹，配石膏、知母。

2. 清热生津、滋阴润燥——热病伤阴，津伤便秘，骨蒸劳嗽。热病伤阴，津伤便秘，配生地黄、麦冬；肺肾阴虚，骨蒸劳嗽，配百合、生地黄、贝母。

3. 清热凉血、泻火解毒——目赤咽痛、瘰疬、白喉、痈肿疮毒。肝经热盛，目赤肿痛，配栀子、大黄、羚羊角；瘟毒热盛，咽喉肿痛，白喉，配黄芩、连翘、板蓝根；痰火郁结之瘰疬，配浙贝母、牡蛎；痈肿疮毒，配金银花、连翘、蒲公英；脱疽，配金银花、当归、甘草。

【用法】 煎服，10~15g。

【注意】 脾胃虚寒，食少便溏者不宜服用。反藜芦。

《 牡丹皮 》

苦甘微寒牡丹皮，归经心肝肾经全，

清热凉血疗虚热，活血散瘀酒炒用。

【性能】 苦、甘，微寒。归心、肝、肾经。

【功用】

1. 清热凉血止血——温毒发斑、血热吐衄。牡丹皮善能清营分、血分实热。温病热入营血，迫血妄行所致发斑、吐血、衄血，配水牛角、生地黄、赤芍；温毒发斑，配栀子、大黄、黄芩；血热吐衄，配大黄、大蓟、茜草根；阴虚血热吐衄，配生地黄、栀子。

2. 清透阴分伏热——温病伤阴，阴虚发热，夜热早凉、无汗骨蒸。牡丹皮为治无汗骨蒸之要药，常配鳖甲、知母、生地黄。

3. 活血祛瘀——血滞经闭、痛经、跌打伤痛。血滞经闭、痛经，配桃仁、川芎、桂枝；跌打伤痛，配红花、乳香、没药。

4. 散瘀消痈——痈肿疮毒。火毒炽盛，痈肿疮毒，配大黄、白芷、甘草；瘀热互结之肠痈初起，配大黄、桃仁、芒硝。

【用法】 煎服，6～12g。清热凉血宜生用，活血祛瘀宜酒制用。

【注意】 血虚有寒、月经过多及孕妇不宜用。

〖赤 芍〗

性苦微寒是赤芍，归经只在厥阴肝，

清热凉血泻肝火，散瘀止痛用之效。

【性能】 苦，微寒。归肝经。

【功用】

1. 清热凉血止血——温毒发斑、血热吐衄。温毒发斑，配水牛角、牡丹皮、生地黄；血热吐衄，配生地黄、大黄、白茅根。

2. 清热凉血、散瘀消肿——目赤肿痛、痈肿疮疡。肝经风热之目赤肿痛、羞明多眵，配荆芥、薄荷、黄芩；热毒壅盛，痈肿疮疡，配金银花、天花粉、乳香，或配连翘、栀子、玄参。

3. 活血散瘀止痛——肝郁胁痛、经闭痛经、癥瘕腹痛、跌打损伤。肝郁血滞之胁痛，配柴胡、牡丹皮；血滞经闭、痛经、癥瘕腹痛，配当归、川芎、延胡索；跌打损伤，瘀肿疼痛，配虎杖，或配桃仁、红花、当归。

【用法】 煎服，6～12g。

【注意】 血寒经闭不宜用。反藜芦。

〖 紫 草 〗

紫草甘寒心肝经，凉血活血有奇功，

解毒透疹亦可用，水火烫伤疮疡痛。

【性能】 甘、咸，寒。归心、肝经。

【功用】

1. 凉血活血、解毒透疹——温病血热毒盛，斑疹紫黑，麻疹不透。温毒发斑，血热毒盛，斑疹紫黑者，配赤芍、蝉蜕、甘草；麻疹不透，疹色紫暗，兼咽喉肿痛者，配牛蒡子、山豆根、连翘；麻疹气虚，疹出不畅，配黄芪、升麻、荆芥。

2. 清热解毒、活血消肿——疮疡、湿疹、水火烫伤。痈肿疮疡，配金银花、连翘、蒲公英；疮疡久溃不敛，配当归、白芷、血竭；湿疹，配黄连、黄柏、漏芦。水火烫伤，用本品以植物油浸泡，滤取油液，外涂患处；或配黄柏、牡丹皮、大黄，麻油熬膏外搽。

【用法】 煎服，5～10g；外用适量，熬膏或用植物油浸泡涂搽。

【注意】 本品性寒而滑利，脾虚便溏者忌服。

《水牛角》

牛角性味苦与寒，归经只在心和肝，

　　清热凉血解毒用，血热妄行吐衄斑。

【性能】　苦，寒。归心、肝经。

【功用】

1. 清热定惊——温病高热、神昏谵语、惊风、癫狂。温热病热入血分，高热，神昏谵语，惊风抽搐，水牛角浓缩粉配石膏、玄参、羚羊角；血热癫狂，配石菖蒲、玄参、连翘。

2. 清热凉血——血热妄行之斑疹、吐衄。可配生地黄、牡丹皮、赤芍。

3. 清热解毒——痈肿疮疡、咽喉肿痛。可配黄连、黄芩、连翘。

【用法】　镑片或粗粉煎服，15～30g，宜先煎3小时以上。水牛角浓缩粉冲服，每次1.5～3g，每日2次。

【注意】　脾胃虚寒者忌用。

第五节　清虚热药

《青　蒿》

青蒿性味苦辛寒，归经肝胆透营分，

　　解暑截疟清虚热，若除骨蒸亦用鲜。

【性能】　苦、辛，寒。归肝、胆经。

【功用】

1. 清透阴分伏热——温邪伤阴，夜热早凉。温病后期，余热未清，邪伏阴分，伤阴劫液，夜热早凉，热退无汗，或热病后低热不退等，配鳖甲、知母、牡丹皮、生地黄。

2. 清虚热、凉血除蒸——阴虚发热，劳热骨蒸。阴虚发热，骨蒸劳热，潮热盗汗，五心烦热，舌红少苔者，配银柴胡、胡黄连、知母、鳖甲。

3. 清解暑热——暑热外感，发热口渴。外感暑热，头昏头痛，发热口渴，配连翘、滑石、西瓜翠衣。

4. 截疟——疟疾寒热。青蒿尤善除疟疾寒热，为治疗疟疾之良药。单用较大剂量鲜品捣汁服，或随证配伍黄芩、滑石、青黛、通草。

5. 清解肝胆之热——湿热郁遏少阳三焦。湿热郁遏少阳三焦，气机不利，寒热如疟，胸痞作呕，配黄芩、滑石、半夏。

【用法】 煎服，6~12g，不宜久煎；或鲜用绞汁服。

【注意】 脾胃虚弱，肠滑泄泻者忌服。

《 白 薇 》

白薇性味苦咸寒，归经肝胃还有肾，
清热凉血兼通淋，解毒疗疮咳因肺。

【性能】 苦、咸，寒。归胃、肝、肾经。

【功用】

1. 清热凉血益阴——阴虚发热、产后虚热。热病后期，余邪未尽，夜热早凉，或阴虚发热，骨蒸潮热，配地骨皮、知母、青蒿；产后血虚发热，低热不退及昏厥等症，配当归、人参、甘草；温邪入营，高热烦渴，神昏舌绛，配生地黄、玄参。

2. 清热利尿通淋——热淋、血淋。膀胱湿热，血淋涩痛，配木通、滑石及石韦。

3. 清热解毒疗疮——疮痈肿毒、毒蛇咬伤、咽喉肿痛。血热毒盛之疮痈肿毒、毒蛇咬伤，配天花粉、赤芍、甘草；咽喉红肿疼痛，配金银花、桔梗、山豆根。

4. 清肺热而透邪、清虚热而益阴——阴虚外感。阴虚外感，症见发热咽干、口渴心烦，配玉竹、淡豆豉、薄荷。

【用法】 煎服，5～10g。

【注意】 脾胃虚寒，食少便溏者不宜服用。

〖 地骨皮 〗

地骨味甘药性寒，凉血退蒸归肾肝，
清肺降火止咳嗽，泻火止渴又生津。

【性能】 甘，寒。归肺、肝、肾经。

【功用】

1. 清肝肾之虚热、除有汗之骨蒸——阴虚发热，盗汗骨蒸。地骨皮为退虚热、疗骨蒸之佳品。阴虚发热，配知母、鳖甲、银柴胡；盗汗骨蒸、肌瘦潮热，配秦艽、鳖甲。

2. 清泄肺热——肺热咳嗽。肺火郁结，气逆不降，咳嗽气喘，皮肤蒸热，配桑白皮、甘草、粳米。

3. 清热凉血止血——血热出血证。血热妄行的吐血、衄血、尿血，单用本品加酒煎服，亦可配白茅根、侧柏叶等。

4. 生津止渴——内热消渴。可配生地黄、天花粉、五味子。

【用法】 煎服，9～15g。

【注意】 外感风寒发热及脾虚便溏者不宜用。

‖ 银柴胡 ‖

银胡味甘性微寒，归经肝胃清虚热，

骨蒸潮热皆能退，疳积发热亦能除。

【性能】 甘，微寒。归肝、胃经。

【功用】

1. 清虚热——阴虚发热。银柴胡为退虚热除骨蒸之常用药。阴虚发热，骨蒸劳热，潮热盗汗，配地骨皮、青蒿、鳖甲。

2. 除疳热——疳积发热。小儿食滞或虫积所致的疳积发热，腹部膨大，口渴消瘦，毛发焦枯，配胡黄连、鸡内金、使君子，亦可与栀子、人参、薄荷配伍。

【用法】 煎服，3～10g。

【注意】 外感风寒、血虚无热者忌用。

‖ 胡黄连 ‖

胡连药苦性亦寒，归经肝胃与大肠，

能退虚热清湿热，小儿疳热用之安。

【性能】　苦，寒。归肝、胃、大肠经。
【功用】
　　1. 退虚热、除骨蒸——骨蒸潮热。可配银柴胡、地骨皮。
　　2. 除疳热——小儿疳热。小儿疳积发热，消化不良，腹胀体瘦，低热不退，配党参、白术、山楂。
　　3. 清热燥湿——湿热泻痢。胡黄连为治湿热泻痢之良药，配黄芩、黄柏、白头翁。
　　4. 清大肠湿火蕴结——痔疮肿痛、痔漏成管。可配刺猬皮、麝香。
【用法】　煎服，3～10g。
【注意】　脾胃虚寒者慎用。

第三章 泻下药

● 【含义】 凡能引起腹泻，或润滑大肠，促进排便的药物，称为泻下药。

● 【功用】 泻下药主要适用于大便秘结、胃肠积滞、实热内结及水肿停饮等里实证。部分药物还可用于疮痈肿毒及瘀血证。

● 【注意】 使用泻下药中的攻下药、峻下逐水药时，因其作用峻猛，或具有毒性，易伤正气及脾胃，故年老体虚、脾胃虚弱者当慎用；妇女胎前产后及月经期应当忌用。应用作用较强的泻下药时，当奏效即止，切勿过剂，以免损伤胃气。应用作用峻猛而有毒性的泻下药时，一定要严格炮制法度，控制用量，避免中毒现象发生，确保用药安全。

第一节 攻下药

〖大 黄〗

性味苦寒是大黄，脾胃肝心与大肠，

泻下攻积治便结，泻火解毒疗疮痈，

凉血活血血瘀证，止血炒炭用之妙。

【性能】　苦，寒。归脾、胃、大肠、肝、心包经。

【功用】

1. 泻下攻积——积滞便秘。大黄为治疗积滞便秘之要药，实热便秘尤为适宜。阳明腑实证，配芒硝、厚朴、枳实；脾约证，配火麻仁、杏仁、蜂蜜；里实热结而正气虚者，配补虚药；热结而气血不足者，配人参、当归；热结津伤者，配麦冬、生地黄、玄参；脾阳不足，冷积便秘，配附子、干姜。

2. 清热泻火、凉血止血——血热吐衄、目赤咽肿。血热妄行之吐血、衄血、咯血，配黄连、黄芩；火邪上炎所致的目赤、咽喉肿痛、牙龈肿痛等症，配黄芩、栀子。

3. 清热解毒——热毒疮疡、烧烫伤。热毒痈肿疔疮，配金银花、蒲公英、连翘；肠痈腹痛，配牡丹皮、桃仁、芒硝；乳痈，本品配粉甘草共研末，酒熬成膏外用；口疮糜烂，配枯矾等份为末擦患处；烧烫伤，可单用粉，或配地榆粉，用麻油调敷患处。

4. 活血逐瘀通经——瘀血证。妇女产后瘀阻腹痛、恶露不尽者，配桃仁、土鳖虫；妇女瘀血经闭，配桃仁、桂枝；跌打损伤，瘀血肿痛，配当归、红花、穿山甲。

5. 清热利湿——湿热痢疾、黄疸、淋证。肠道湿热积滞的痢疾，单用大黄，或配黄连、黄芩、白芍；湿热黄疸，配茵陈、栀子；湿热淋证者，配木通、车前子、栀子。

6. 此外，大黄可破痰实、通脏腑、降湿浊，用于老痰壅塞、喘逆不得平卧、大便秘结者。

【用法】 煎服，3～15g；入汤剂应后下，或用开水泡服；外用适量。生大黄泻下力强，久煎则泻下力减弱。酒制大黄泻下力较弱，活血作用较好，宜用于瘀血证。大黄炭则多用于出血证。

【注意】 本品为峻烈攻下之品，易伤正气，如非实证，不宜妄用；本品苦寒，易伤胃气，脾胃虚弱者慎用；其性沉降，且善活血祛瘀，故妇女怀孕、月经期、哺乳期应忌用。

〖芒　硝〗

芒硝性味咸苦寒，善于清热与软坚，

功在泻下大肠胃，内服外用治当验。

【性能】 咸、苦，寒。归胃、大肠经。

【功用】

1. 泻下攻积、润燥软坚——积滞便秘。实热积滞，大便燥结者尤为适宜，与大黄相须为用，以增强泻下通便作用。

2. 清热消肿——咽痛、口疮、目赤及痈疮肿痛。咽喉肿痛、口舌生疮，可与硼砂、冰片、朱砂外用，或以芒硝置西瓜中制成西瓜霜外用；目赤肿痛，芒硝置豆腐上化水或用玄明粉配制眼药水，外用滴眼；乳痈初起，本品化水或用纱布包裹外敷；肠痈初起，配大黄、大蒜，捣烂外敷；痔疮肿痛，单用本品煎汤外洗。

【用法】 6～12g，冲入药汁内或开水溶化后服；外用适量。

【注意】 孕妇及哺乳期妇女忌用或慎用。

《番泻叶》

番泻甘苦寒大肠，健胃通便效力强，
消化不良大便秘，肠燥水肿腹满胀。

【性能】 甘、苦，寒。归大肠经。

【功用】

1. 泻下通便——热结便秘。本品适用于热结便秘，亦可用于习惯性便秘及老年便秘。单味泡服，小剂量可起缓泻作用，大剂量则可攻下；热结便秘，腹满胀痛者，配枳实、厚朴。

2. 泻下行水消胀——腹水肿胀。单味泡服，或配牵牛子、大腹皮。

3. 此外，临床上番泻叶小剂量（每日 3g），代茶饮，用于中风昏迷者，可通肠腑，缓解症状，以利康复。

【用法】 温开水泡服，1.5～3g；煎服，2～6g，宜后下。

【注意】 妇女哺乳期、月经期及孕妇忌用。

《芦荟》

性味苦寒有芦荟，大肠肝胃病用对，
泻下清肝又杀虫，浓缩干燥药常备。

【性能】 苦，寒。归肝、胃、大肠经。

【功用】

1. 清热泻下通便——热结便秘。热结便秘，兼见心、肝火旺之烦躁失眠，配朱砂。

2. 清肝火——烦躁惊痫。肝经火盛的便秘溲赤、头晕头痛、烦躁易怒、惊痫抽搐等症，配龙胆、栀子、青黛。

3. 杀虫疗疳——小儿疳积。虫积腹痛、面色萎黄、形瘦体弱的小儿疳积证，配使君子等份为末，米饮调服，或配人参、白术；外用治疗癣疮。

【用法】 入丸、散服，每次 2～5g；外用适量。

【注意】 脾胃虚弱、食少便溏及孕妇忌用。

第二节　润下药

《火麻仁》

性味甘平火麻仁，归经脾胃与大肠，

滋养补虚润肠燥，老年便秘碎煎尝。

【性能】 甘，平。归脾、胃、大肠经。

【功用】

润肠通便、滋养补虚——肠燥便秘。火麻仁适用于老人、产妇及体弱津血不足的肠燥便秘。单用有效，以米杂之煮粥服。临床与郁李仁、瓜蒌仁、紫苏子、杏仁同用，或配大黄、厚朴。

【用法】 煎服，10～15g，打碎入煎。

【郁李仁】

辛苦甘平郁李仁，归经大小肠与脾，

行气润肠能通便，利水消肿可煎尝。

【性能】 辛、苦、甘，平。归脾、大肠、小肠经。

【功用】

1. 行气润肠通便——肠燥便秘。肠燥便秘，配火麻仁、柏子仁、杏仁；产后肠胃燥热，大便秘结，配朴硝、当归、生地黄。

2. 利水消肿——水肿胀满及脚气浮肿。可配桑白皮、赤小豆。

【用法】 煎服，6～10g，打碎入煎。

【注意】 孕妇慎用。

第三节　峻下逐水药

【甘　遂】

苦寒有毒是甘遂，肺肾大肠逐水回，

逐饮又能消散结，醋制散用无后悔。

【性能】 苦，寒。有毒。归肺、肾、大肠经。

【功用】

1. 泻水逐饮——水肿、臌胀、胸胁停饮。甘遂善行经隧之水湿，泻下逐饮力峻，药后可连续泻下，使潴留水饮排泄体外。正气未衰者均可用之。

2. 逐痰涎——风痰癫痫。甘遂为末，入猪心煨后，与朱砂末为丸服。

3. 消肿散结——疮痈肿毒。甘遂末水调外敷。

【用法】 入丸、散服，每次 0.5～1.5g；外用适量，生用。内服醋制用，以减低毒性。

【注意】 虚弱者及孕妇忌用。不宜与甘草同用。

京大戟

有毒大戟性苦寒，肺与脾肾病多阻，

泻水逐饮入丸药，消肿散结善治臁。

【性能】 苦，寒。有毒。归肺、脾、肾经。

【功用】

1. 泻水逐饮——水肿、臌胀、胸胁停饮。京大戟偏行脏腑之水湿，多治水肿、臌胀之正气未衰者。或与大枣同煮，去大戟不用，食枣。

2. 消肿散结——痈肿疮毒、瘰疬痰核。热毒痈肿疮毒，可鲜用捣烂外敷；颈项间痈疽，配当归、白术、生半夏；痰火凝聚的瘰疬痰核，可用大戟与鸡蛋同煮，食鸡蛋。

【用法】 煎服，1.5～3g；入丸、散服，每次 1g。外用适量，生用。内服醋制用，以减低毒性。

【注意】 虚弱者及孕妇忌用。不宜与甘草同用。

芫 花

芫花有毒辛苦温，肺肾与脾常病饮，

泻水逐饮杀虫用，祛痰止咳饮停胸。

【性能】 苦、辛，温。有毒。归肺、脾、肾经。

【功用】

1. 泻水逐饮——胸胁停饮、水肿、臌胀。配甘遂、京大戟、大枣。

2. 祛痰止咳——咳嗽痰喘。可单用或与大枣煎服。

3. 杀虫疗疮——头疮、白秃、顽癣及痈肿。皮肤病可单用研末，或配雄黄用猪脂调敷。

【用法】 煎服，1.5～3g；入丸、散服，每次 0.6～0.9g；外用适量。内服醋制用，以降低毒性。

【注意】 虚弱者及孕妇忌用。不宜与甘草同用。

商 陆

苦寒有毒是商陆，归经肺脾肾大肠，

泻下逐水排水湿，鲜品消肿外疗疮。

【性能】 苦，寒。有毒。归肺、脾、肾、大肠经。

【功用】

1. 泻下逐水——水肿、臌胀。商陆能通利二便而排水湿。水肿臌胀、大便秘结、小便不利的水湿肿满实证，单用有效；或与鲤鱼、赤小豆煮食；或配泽泻、茯苓皮；亦可将本品捣烂，入麝香少许，贴于脐上，以利水消肿。

2. 消肿散结——疮痈肿毒。鲜商陆根，酌加食盐，捣烂外敷。

【用法】 煎服，3～9g。醋制以降低毒性。外用适量。

【注意】 孕妇忌用。

【牵牛子】

苦寒有毒牵牛子，泻下逐水肾大肠，

泻肺逐痰平饮喘，去积杀虫服安康。

【性能】 苦，寒。有毒。归肺、肾、大肠经。

【功用】

1. 泻下逐水——水肿、臌胀。以水湿停滞，正气未衰者为宜，单用研末服；或与茴香为末，姜汁调服；病情较重者，配甘遂、京大戟。

2. 泻肺气、逐痰饮——痰饮喘咳。配大黄、槟榔，为末服。

3. 去积杀虫——虫积腹痛。蛔虫、绦虫及虫积腹痛者，配槟榔、使君子，研末送服。

【用法】 煎服，3～6g；入丸、散服，每次1.5～3g。本品炒用药性减缓。

【注意】 孕妇忌用。不宜与巴豆、巴豆霜同用。

【巴豆】

辛热大毒是巴豆，峻下冷积胃大肠，

逐水退肿兼利咽，祛痰外用能蚀疮。

【性能】 辛，热。有大毒。归胃、大肠经。

【功用】

1. 峻下冷积——寒积便秘。寒邪食积，阻结肠道，大便不通，腹满胀痛，病起急骤，气血未衰者，单用巴豆霜装入胶囊服，或配大黄、干姜制丸服。

2. 逐水退肿——腹水臌胀。巴豆配杏仁为丸服。

3. 祛痰利咽——喉痹痰阻。喉痹痰涎壅塞气道，呼吸困难，甚则窒息欲死者，可单用巴豆，去皮，线穿纳入喉中，牵出即苏；白喉及喉炎引起喉梗阻，用巴豆霜吹入喉部，引起呕吐，排出痰涎，可使梗阻症状得以缓解；痰涎壅塞、胸膈窒闷、肢冷汗出之寒实结胸者，配贝母、桔梗；小儿痰壅、乳食停积甚则惊悸者，配胆南星、朱砂、六神曲。

4. 外用蚀疮——痈肿脓成未溃、疥癣恶疮。痈肿成脓未溃者，配乳香、没药、木鳖子等熬膏外敷，以蚀腐皮肤，促进破溃排脓；恶疮，单用本品炸油，以油调雄黄、轻粉末，外涂疮面即可。

【用法】 入丸、散服，每次 0.1～0.3g。大多数制成巴豆霜用，以减低毒性。外用适量。

【注意】 孕妇及体弱者忌用。不宜与牵牛子同用。

第四章 祛风湿药

● 【含义】 凡以祛除风寒湿邪，治疗风湿痹证为主的药物，称为祛风湿药。
● 【功用】 主要用于风湿痹证之肢体疼痛及关节不利、肿大和筋脉拘挛等症。部分药物还适用于腰膝酸软、下肢痿弱等。
● 【注意】 辛温性燥的祛风湿药易伤阴耗血，故阴血亏虚者应慎用。

第一节 祛风寒湿药

〖独 活〗

独活性苦辛微温，归经膀胱与肾经，
解毒止痹祛风湿，功能效用在下身。

【性能】 辛、苦，微温。归肾、膀胱经。
【功用】

1. 祛风湿、止痹痛——风寒湿痹。独活为治风湿痹痛主药，尤以腰膝、腿足关节疼痛等下部寒湿者为宜。风寒湿痹，肌肉、腰背、手足疼痛，配当归、白术、牛膝；痹证日久正虚，配桑寄生、杜仲、人参。

2. 祛风湿、解表邪——风寒夹湿表证。外感风寒夹湿所致的头痛头重，一身尽痛，配羌活、藁本、防风；皮肤瘙痒，内服或外洗皆可。

3. 止痛——少阴头痛。风扰肾经，伏而不出之少阴头痛，配细辛、川芎。

【用法】 煎服，3～9g；外用适量。

〖威灵仙〗

祛风除湿威灵仙，归经膀胱辛温咸，

通经疏络消骨鲠，性行能走十二经。

【性能】 辛、咸，温。归膀胱经。

【功用】

1. 祛风湿、通络止痛——风湿痹证、跌打伤痛、头痛、牙痛、胃脘痛等。威灵仙通行十二经，为治风湿痹痛要药。风湿痹痛，单用为末服；风寒腰背疼痛，配当归、肉桂。

2. 软坚、消骨鲠——骨鲠咽喉。单用或与砂糖、醋煎后慢慢咽下，或与砂仁、砂糖煎服，均有较好疗效。

3. 消痰逐饮——痰饮、噎膈、痞积。

【用法】 煎服，6～10g；外用适量。

【注意】 本品辛散走窜，气血虚弱者慎服。

〖川 乌〗

川乌味苦辛性热，归于心脾肝肾经，

祛风除湿有大毒，散寒止痛功效强。

【性能】 辛、苦，热。有大毒。归心、肝、肾、脾经。

【功用】

1. 祛风除湿、温经散寒——风寒湿痹。川乌为治风寒湿痹证之佳品，尤宜于寒邪偏胜之风湿痹痛。寒湿侵袭，历节疼痛，不可屈伸者，配麻黄、芍药、甘草；寒湿瘀血留滞经络，肢体筋脉挛痛，关节屈伸不利，日久不愈者，配草乌、地龙、乳香。

2. 散寒止痛——心腹冷痛、寒疝疼痛。阴寒内盛之心腹冷痛，心痛彻背，背痛彻心者，配赤石脂、干姜、川椒；寒疝，绕脐腹痛，手足厥冷者，多与蜂蜜同煎。

3. 麻醉止痛——跌打损伤。跌打损伤，骨折瘀肿疼痛，配自然铜、地龙、乌药。古方又常以本品作为麻醉止痛药，多以生品与生草乌并用，配伍羊踯躅、姜黄等内服；配生南星、蟾酥等外用。

【用法】 煎服，1.5～3g，宜先煎、久煎；外用适量。

【注意】 孕妇忌用；不宜与贝母类、半夏、白及、白蔹、天花粉、瓜蒌类同用；内服一般应炮制用，生品内服宜慎；酒浸、酒煎服易致中毒，应慎用。

〖 蕲 蛇 〗

蕲蛇性味甘咸温，归于肝经有毒药，

祛风通络定惊痉，顽痹疬毒均可图。

【性能】 甘、咸，温。有毒。归肝经。

【功用】

1. 祛风通络——风湿顽痹、中风半身不遂。蕲蛇为截风要药，尤善治病深日久之风湿顽痹，经络不通，麻木拘挛，以及中风口眼㖞斜、半身不遂者，配防风、羌活、当归。

2. 息风止惊——小儿惊风、破伤风。蕲蛇既能祛外风，又能息内风，为治抽搐痉挛常用药。小儿急慢惊风、破伤风之抽搐痉挛，配乌梢蛇、蜈蚣。

3. 祛风止痒——麻风、疥癣。麻风，配大黄、蝉蜕、皂角刺；疥癣，配荆芥、薄荷、天麻。

4. 此外，本品有毒，能以毒攻毒，可治瘰疬、梅毒、恶疮。

【用法】 煎汤，3～9g；研末吞服，1次1～1.5g，1日2～3次。或酒浸、熬膏及入丸、散服。

【注意】 阴虚内热者忌服。

乌梢蛇

乌蛇性味甘且平，归经在肝需要明，
祛风通络止惊痉，疥癣顽痹据此凭。

【性能】 甘，平。归肝经。

【功用】

1. 祛风通络——风湿顽痹、中风半身不遂。乌梢蛇尤宜于风湿顽痹，日久不愈者，配全蝎、天南星、防风。

2. 祛风止惊——小儿惊风、破伤风。小儿急、慢惊风，配麝香、皂角；破伤风之抽搐痉挛，配蕲蛇、蜈蚣。

3. 祛风止痒——麻风、疥癣。麻风，配白附子、大风子；白芷；干湿癣症，配枳壳、荷叶。

4. 此外，本品又可治瘰疬、恶疮。

【用法】 煎服，6~12g；研末，每次 2~3g；或入丸剂、酒浸服；外用适量。

【注意】 血虚生风者慎服。

《木 瓜》

性味酸温是木瓜，归经肝脾疗效佳，

舒筋活络脉拘挛，除湿和胃疗脚气。

【性能】 酸，温。归肝、脾经。

【功用】

1. 舒筋活络——风湿痹证。木瓜为湿痹、筋脉拘挛要药。筋急项强，不可转侧，配乳香、没药、生地黄；脚膝疼重，不能远行久立者，配羌活、独活、附子。

2. 祛湿舒筋——脚气水肿。木瓜为治脚气水肿常用药。感受风湿，脚气肿痛不可忍者，配吴茱萸、槟榔、紫苏叶。

3. 和胃化湿——吐泻、转筋。湿浊中焦之腹痛、吐泻、转筋，偏寒者，配吴茱萸、茴香、紫苏；偏热者，配蚕沙、薏苡仁、黄连。

4. 此外，本品尚有消食作用，用于消化不良；并能生津止渴，可治津伤口渴。

【用法】 煎服，6~9g。

【注意】 内有郁热，小便短赤者忌服。

第二节 祛风湿热药

〖秦 艽〗

秦艽苦辛药性平，归于肝胆和胃经，

通络止痛祛风湿，虚热湿热皆能除。

【性能】 辛、苦，平。归胃、肝、胆经。

【功用】

1. 祛风除湿——风湿痹证。秦艽为风药中之润剂。热痹，配防己、牡丹皮、络石藤、忍冬藤；风寒湿痹，配天麻、羌活、当归、川芎。

2. 通络止痛——中风不遂。中风半身不遂、口眼㖞斜、四肢拘急、舌强不语等，单用大量水煎服即能奏效；中风口眼㖞斜、言语不利、恶风恶寒者，配升麻、葛根、防风、芍药；血虚中风者，配当归、熟地黄、白芍、川芎。

3. 退虚热、除骨蒸——骨蒸潮热、疳积发热。骨蒸日晡潮热，配青蒿、地骨皮、知母；肺痿骨蒸劳嗽，配人参、鳖甲、柴胡；小儿疳积发热，配薄荷、炙甘草。

4. 清湿热——湿热黄疸。单用为末服；亦可配茵陈、栀子、大黄。

5. 此外，本品尚能治痔疮、肿毒等。

【用法】 煎服，3～10g。

〖防 己〗

防己性味苦寒辛，膀胱肺经病邪侵，

祛风除湿能止痛，利水消肿用其根。

【性能】 苦、辛，寒。归膀胱、肺经。

【功用】

1. 祛风除湿止痛——风湿痹证。对风湿痹证湿热偏盛，肢体酸重，关节红肿疼痛，以及湿热身痛者，本品为要药，配滑石、薏苡仁、蚕沙、栀子；风寒湿痹，四肢挛急者，配麻黄、肉桂、茯苓。

2. 清热利水——水肿、小便不利、脚气。风水脉浮，身重汗出恶风者，配黄芪、白术、甘草；一身悉肿，小便短少者，配茯苓、黄芪、桂枝；湿热腹胀水肿，配椒目、葶苈子、大黄；脚气足胫肿痛、重着、麻木，配吴茱萸、槟榔、木瓜；脚气肿痛，配木瓜、牛膝、桂枝、枳壳煎服。

3. 清热燥湿——湿疹疮毒。可配伍苦参、金银花。

4. 此外，本品有降血压作用，可用于高血压。

【用法】 煎服，5～10g。

【注意】 本品大苦大寒易伤胃气，胃纳不佳及阴虚体弱者慎服。

〖桑 枝〗

桑枝微苦其性平，通利关节除湿风，

风湿痹证兼水肿，生津还能治消渴。

【性能】 微苦，平。归肝经。

【功用】

1. 祛风湿、利关节——风湿痹证。桑枝尤宜于风湿热痹，肩臂、关节酸痛麻木者。偏寒者，配桂枝、威灵仙；偏热者，配络石藤、忍冬藤；偏气血虚者，配黄芪、鸡血藤、当归；风毒之手足疼痛、皮肤不仁，配柳枝、杉枝、槐枝外洗。

2. 此外，本品尚能利水，治水肿；祛风止痒，治白癜风、皮疹瘙痒；生津液，治消渴。

【用法】 煎服，9～15g；外用适量。

《豨莶草》

性辛苦寒豨莶草，归经肝肾可降压，

祛风除湿通经络，清热解毒莫错过。

【性能】 辛、苦，寒。归肝、肾经。

【功用】

1. 祛风湿、利关节——风湿痹痛、中风半身不遂。生用性寒，宜于风湿热痹；酒制后寓补肝肾之功，常用于风湿痹痛之筋骨无力、腰膝酸软、四肢麻痹，或中风半身不遂。

2. 清热解毒化湿——风疹、湿疮、疮痈。风疹湿疮，可单用内服或外洗，亦可配白蒺藜、地肤子、白鲜皮；疮痈肿毒红肿热痛者，配蒲公英、野菊花；发背、疔疮，与五爪龙、小蓟、大蒜同用饮汁取汗。

3. 此外，本品能降血压，可治高血压病。

【用法】 煎服，9～12g；外用适量。治风湿痹痛、半身不遂宜制用，治风疹湿疮、疮痈宜生用。

【络石藤】

络藤味苦性微寒，归于心经肾与肝，
祛风燥湿兼通络，凉血消肿能利咽。

【性能】 苦，微寒。归心、肝、肾经。
【功用】

1. 祛风燥湿通络——风湿热痹。风湿热痹，筋脉拘挛，腰膝酸痛者，配忍冬藤、秦艽、地龙，亦可单用酒浸服。

2. 清热凉血、利咽消肿——喉痹、痈肿。热毒之咽喉肿痛、痹塞，单用水煎，慢慢含咽；痈肿疮毒，配皂角刺、瓜蒌、乳香、没药。

3. 通络消肿止痛——跌扑损伤。配伸筋草、透骨草、红花、桃仁。

【用法】 煎服，6～12g；外用适量，鲜品捣敷。

【雷公藤】

大毒苦寒雷公藤，祛风除湿效最灵，
活血通络消肿痛，杀虫解毒用皆行。

【性能】 苦、辛，寒。有大毒。归肝、肾经。
【功用】

1. 祛风湿、活血通络——风湿顽痹。雷公藤为治风湿顽痹要药。可配威灵仙、独活、防风，并宜配伍黄芪、党参、当归、鸡血藤等补气养血药，以防久服而克伐正气。

2. 除湿止痒、杀虫攻毒——麻风、顽癣、湿疹、疥疮、皮炎、皮疹。麻风病，可单用煎服，或配金银花、黄柏、当归；顽癣，可单用，或随证配伍防风、荆芥、白蒺藜内服或外用。

3. 清热解毒、消肿止痛——疔疮肿毒。可配蟾酥。

【用法】 煎汤，15～25g（带根皮者减量），文火煎1～2小时；研粉，每日1.5～4.5g；外用适量。

【注意】 内脏有器质性病变及白细胞减少者慎服；孕妇忌用。

第三节　祛风湿强筋骨药

《 五加皮 》

性辛苦温五加皮，归经肝肾无所疑，

祛风除湿强筋骨，利尿消肿都须知。

【性能】 辛、苦，温。归肝、肾经。

【功用】

1. 祛风湿、补肝肾——风湿痹证。五加皮为强壮性祛风湿药，尤宜于老人及久病体虚者。风湿痹证，腰膝疼痛、筋脉拘挛，可单用或配当归、牛膝、地榆，亦可配木瓜、松节。

2. 补肝肾、强筋骨——筋骨痿软、小儿行迟、体虚乏力。肝肾不足，筋骨痿软者，配杜仲、牛膝；小儿行迟，配龟甲、牛膝、木瓜。

3. 温肾除湿利水——水肿、脚气。水肿、小便不利，配茯苓皮、大腹皮、生姜皮、地骨皮；风寒湿壅滞之脚气肿痛，配远志。

【用法】 煎服，5～10g；或酒浸及入丸、散服。

〖 桑寄生 〗

寄生性味苦平甘，归经肝肾胎可安，
祛风除湿强筋骨，补益肝肾效更全。

【性能】 苦、甘，平。归肝、肾经。

【功用】

1. 发汗解表——风湿痹证。痹证日久，伤及肝肾，症见腰膝酸软、筋骨无力者尤宜，配独活、杜仲、牛膝、桂心。

2. 宣肺平喘——崩漏经多、妊娠漏血、胎动不安。肝肾亏虚，月经过多，崩漏，妊娠下血，胎动不安者，配阿胶、续断、当归、香附，或配阿胶、续断、菟丝子。

3. 此外，本品尚能降血压，可用于高血压。

【用法】 煎服，9～15g。

〖 狗 脊 〗

狗脊性味甘苦温，强腰膝来补肝肾，
祛风除湿兼固摄，金疮出血用之良。

【性能】 苦、甘，温。归肝、肾经。

【功用】

1. 祛风湿、补肝肾、强腰膝——风湿痹证和肝肾不足之腰膝酸软、下肢无力。对肝肾不足兼有风寒湿邪之腰痛脊强、不能俯仰者最为适宜，配杜仲、续断、海风藤；腰痛，配萆薢、菟丝子；肝肾虚损，症见腰膝酸软、下肢无力者，配杜仲、牛膝、熟地黄、鹿角胶。

2. 温补固摄——遗尿、白带过多。肾虚不固之尿频、遗尿，配益智仁、茯苓、杜仲；冲任虚寒，带下过多清稀，配鹿茸、白蔹、艾叶。

3. 止血——外敷可用于金疮出血。

【用法】 煎服，6～12g。

【注意】 肾虚有热，小便不利或短涩黄赤者慎服。

第五章 化湿药

● 【含义】 凡气味芳香，性偏温燥，以化湿运脾为主要作用的药物，称为化湿药。

● 【功用】 化湿药主要适用于湿浊内阻，脾为湿困，运化失常所致的脘腹痞满、呕吐泛酸、大便溏薄、食少体倦、口甘多涎、舌苔白腻等症。此外，本品还有芳香解暑之功，湿温、暑湿等证亦可选用。

● 【注意】 化湿药物气味芳香，多含挥发油，一般作为散剂服用疗效较好，如入汤剂宜后下，且不应久煎，以免其挥发性有效成分逸失而降低疗效；本类药物多属辛温香燥之品，易于耗气伤阴，故阴虚血燥及气虚者宜慎用。

《 藿 香 》

藿香解暑辛微温，化湿止呕长作君，
归经原在肺脾胃，神疲体倦中焦昏。

【性能】 辛，微温。归脾、胃、肺经。

【功用】

1. 芳香化湿——湿阻中焦。藿香为芳香化湿浊要药。寒湿困脾所致的脘腹痞闷、少食作呕、神疲体倦等症，配苍术、厚朴。

2. 化湿和中止呕——呕吐。湿浊中阻所致之呕吐，配半夏、丁香；偏于湿热者，配黄连、竹茹；妊娠呕吐，配砂仁、紫苏梗；脾胃虚弱者，配党参、白术。

3. 化湿解暑——暑湿、湿温。暑月外感风寒，内伤生冷而致恶寒发热、头痛脘闷、呕恶吐泻之暑湿证者，配紫苏、厚朴、半夏；湿温病初起，湿热并重者，配黄芩、滑石、茵陈。

【用法】 煎服，3～10g。鲜品加倍。

【注意】 阴虚血燥者不宜用。

《佩 兰》

性味辛平生佩兰，化湿解暑功效兼，
脾胃肺经作良药，中焦湿热和外感。

【性能】 辛，平。归脾、胃、肺经。

【功用】

1. 芳香化湿——湿阻中焦。湿阻中焦之证，与藿香相须为用，并配苍术、厚朴、蔻仁；脾经湿热，口中甜腻、多涎、口臭等的脾瘅症，可单用煎汤服，或配黄芩、白芍、甘草。

2. 化湿解暑——暑湿、湿温初起。暑湿证，配藿香、荷叶、青蒿；湿温初起，配滑石、薏苡仁、藿香。

【用法】 煎服，3～10g，鲜品加倍。

《苍 术》

苍术性味辛苦温，脾胃肝经为其归，

燥湿健脾祛风湿，夜盲眼涩和留饮。

【性能】 辛、苦，温。归脾、胃、肝经。

【功用】

1. 燥湿健脾——湿阻中焦证。湿阻中焦，脾失健运而致脘腹胀闷、呕恶食少、吐泻乏力、舌苔白腻等症，配厚朴、陈皮；脾虚湿聚，水湿内停的痰饮或水湿外溢的水肿，配茯苓、泽泻、猪苓；湿热或暑湿证，配清热燥湿药。

2. 祛风除湿——风湿痹证。痹证湿胜者，配薏苡仁、独活；湿热痹痛，配石膏、知母；湿热痿证，配黄柏、薏苡仁、牛膝；下部湿浊带下、湿疮、湿疹等，配龙胆、黄芩、栀子。

3. 祛风散寒除湿——风寒夹湿表证。配羌活、白芷、防风。

4. 明目——夜盲症及眼目昏涩。可单用，或与羊肝、猪肝蒸煮同食。

【用法】 煎服，3～9g。

【注意】 阴虚内热、气虚多汗者忌用。

厚 朴

厚朴辛苦药性温，能归脾胃肺大肠，
燥湿下气除胀满，梅核气证消痰良。

【性能】 苦、辛，温。归脾、胃、肺、大肠经。

【功用】

1. 燥湿下气除满——湿阻中焦，脘腹胀满。厚朴为消除胀满的要药，可配苍术、陈皮。

2. 下气宽中、消积导滞——便秘。食积气滞，腹胀便秘，配大黄、枳实；热结便秘者，配大黄、芒硝、枳实。

3. 燥湿消痰、下气平喘——痰饮喘咳。痰饮阻肺，肺气不降，咳喘胸闷者，配紫苏子、陈皮、半夏；寒饮化热，胸闷气喘，喉间痰声漉漉，烦躁不安者，配麻黄、石膏、杏仁；宿有喘病，因外感风寒而发者，配桂枝、杏仁。

4. 此外，七情郁结，痰气互阻，咽中如有物阻，咽之不下，吐之不出的梅核气证，配半夏、茯苓、紫苏叶、生姜。

【用法】 煎服，3～10g；或入丸、散。

【注意】 本品辛苦温燥湿，易耗气伤津，故气虚津亏者及孕妇当慎用。

砂 仁

砂仁辛温胃肾脾，化湿醒脾行滞气，

温中止呕与止泻，胎动不安用之宜。

【性能】 辛，温。归脾、胃、肾经。

【功用】

1. 化湿醒脾、行气温中——湿阻中焦及脾胃气滞证。砂仁为醒脾调胃要药，寒湿气滞者最为适宜。湿阻中焦者，配厚朴、陈皮、枳实；脾胃气滞，配木香、枳实；脾胃虚弱，配党参、白术、茯苓。

2. 温中止泻——脾胃虚寒吐泻。单用研末吞服，或与干姜、附子同用。

3. 行气和中、止呕安胎——气滞妊娠恶阻及胎动不安。妊娠呕逆不能食，可单用，或配紫苏梗、白术；气血不足，胎动不安，配人参、白术、熟地黄。

【用法】 煎服，3～6g，入汤剂宜后下。

【注意】 阴虚血燥者慎用。

《 豆 蔻 》

性味辛温白豆蔻，脾胃肺经病可救，

化湿行气除胀满，温中止呕胃肠厚。

【性能】 辛，温。归肺、脾、胃经。

【功用】

1. 化湿行气——湿阻中焦及脾胃气滞证。脾虚湿阻气滞者，配黄芪、白术、人参；湿温初起，胸闷不饥，湿邪偏重者，配薏苡仁、杏仁；热重于湿者，配黄芩、滑石。

2. 温中止呕——呕吐。豆蔻尤以胃寒湿阻气滞呕吐最为适宜，可单用为末服，或配藿香、半夏；小儿胃寒，吐乳不食者，配砂仁、甘草等药研细末服之。

【用法】 煎服，3～6g，入汤剂宜后下。

【注意】 阴虚血燥者慎用。

第六章　利水渗湿药

● 【含义】　凡能通利水道，渗泄水湿，治疗水湿内停病证为主要作用的药物，称利水渗湿药。

● 【功用】　利水渗湿药主要用于小便不利、水肿、泄泻、痰饮、淋证、黄疸、湿疮、带下、湿温等水湿所致的各种病证。

● 【注意】　利水渗湿药易耗伤津液，对阴亏津少、肾虚遗精遗尿者宜慎用或忌用。有些药物有较强的通利作用，孕妇应慎用。

第一节　利水消肿药

〖茯　苓〗

利水渗湿用茯苓，心脾肾经甘淡平，

健脾安神皆可用，心悸失眠诸水停。

【性能】　甘、淡，平。归心、脾、肾经。

【功用】

1. 利水消肿——水肿。茯苓利水而不伤正气，实为利水消肿之要药。水湿内停所致之水肿、小便不利，配泽泻、猪苓、白术、桂枝；脾肾阳虚水肿，配附子、生姜；水热互结，阴虚小便不利之水肿，配滑石、阿胶、泽泻。

2. 渗湿健脾——痰饮。痰饮之目眩心悸，配桂枝、白术、甘草；饮停于胃而呕吐者，配半夏、生姜。

3. 利水消肿——脾虚泄泻。脾虚湿盛泄泻，配山药、白术、薏苡仁；脾胃虚弱，倦怠乏力，食少便溏，配人参、白术、甘草。

4. 宁心安神——心悸、失眠。心脾两虚，气血不足之心悸、失眠、健忘，配黄芪、当归、远志；心气虚，不能藏神，惊恐而不安卧者，配人参、龙骨、远志。

【用法】 煎服，10～15g。

【注意】 虚寒精滑者忌服。

〖 薏苡仁 〗

苡仁性味甘淡凉，归入脾胃与肺经，
健脾渗湿兼利水，清热排脓湿痹除。

【性能】 甘、淡、凉。归脾、胃、肺经。

【功用】

1. 健脾利水消肿——水肿、小便不利、脚气。脾虚湿胜之水肿腹胀、小便不利，配茯苓、白术、黄芪；水肿喘急，配郁李仁汁煮饭服食；脚气浮肿，配防己、木瓜、苍术。

2. 健脾渗湿止泻——脾虚泄泻。脾虚湿盛之泄泻，配人参、茯苓、白术。

3. 渗湿除痹——湿痹拘挛。湿痹而筋脉挛急疼痛者，配独活、防风、苍术。风湿久痹，筋脉挛急；湿温初起或暑湿邪在气分，头痛恶寒、胸闷身重者，配杏仁、白豆蔻、滑石。

4.清热排脓——肺痈、肠痈。肺痈胸痛，咳吐脓痰，配苇茎、冬瓜子、桃仁；肠痈，配附子、败酱草、牡丹皮。

【用法】 煎服，9～30g。清利湿热宜生用，健脾止泻宜炒用。

【注意】 津液不足者慎用。

〖猪 苓〗

猪苓甘淡平，归肾膀胱经，
利水养阴用，功效不应轻。

【性能】 甘、淡，平。归肾、膀胱经。

【功用】

利水消肿渗湿——水肿、小便不利、泄泻。妊娠从脚至腹水肿，小便不利，单用一味猪苓为末，热水调服；水湿内停所致之水肿、小便不利，配泽泻、茯苓、白术；肠胃寒湿，濡泻无度，配肉豆蔻、黄柏；热淋之小便不通、淋沥涩痛，配生地黄、滑石、木通。

【用法】 煎服，6～12g。

〖泽 泻〗

泽泻味甘其性寒，归经肾与膀胱全，
渗湿利水兼消肿，下焦湿热尤为善。

【性能】 甘，寒。归肾、膀胱经。

【功用】

1. 渗湿利水消肿——水肿、小便不利、泄泻。泽泻能利小便而实大便。水湿停蓄之水肿、小便不利，配茯苓、猪苓、桂枝；脾胃伤冷，水谷不分，泄泻不止，配厚朴、苍术、陈皮；痰饮停聚，清阳不升之头目昏眩，配白术。

2. 泄热——淋证、遗精。下焦湿热者尤为适宜。湿热淋证，配木通、车前子；肾阴不足，相火偏亢之遗精、潮热，配熟地黄、山茱萸、牡丹皮。

【用法】 煎服，6～10g。

第二节　利尿通淋药

《 车前子 》

车前肺肾肝小肠，利尿通淋性甘寒，
渗湿止泻能明目，清肝清肺可化痰。

【性能】 甘，微寒。归肝、肾、肺、小肠经。

【功用】

1. 利尿通淋——淋证、水肿。湿热下注于膀胱而致小便淋沥涩痛者，配木通、滑石、瞿麦；水湿停滞之水肿、小便不利，配猪苓、茯苓、泽泻；病久肾虚，腰重脚肿，配牛膝、熟地黄、山茱萸、肉桂。

2. 渗湿止泻——泄泻。车前子利小便以实大便，尤宜于小便不利之水泻，可单用本品研末，米饮送服；脾虚湿盛泄泻，配白术；暑湿泄泻，配香薷、茯苓、猪苓。

3. 清肝明目——目赤肿痛、目暗昏花、翳障。目赤涩痛，配菊花、决明子；肝肾阴亏，两目昏花，配熟地黄、菟丝子。

4. 清肺化痰止咳——痰热咳嗽。肺热咳嗽痰多，配瓜蒌、浙贝母、枇杷叶。

【用法】 煎服，9～15g。宜包煎。

【注意】 肾虚遗滑者慎用。

《滑 石》

滑石性寒味甘淡，归于肺胃膀胱经，

清热利尿能通淋，收湿敛疮能解暑。

【性能】 甘、淡，寒。归膀胱、肺、胃经。

【功用】

1. 利尿通淋——热淋、石淋、尿热涩痛。湿热下注之小便不利、热淋及尿闭等，配木通、车前子、瞿麦；石淋，配海金沙、金钱草、木通。

2. 清热解暑——暑湿、湿温。暑热烦渴，小便短赤，配甘草；湿温初起及暑温夹湿，配薏苡仁、白蔻仁、杏仁。

3. 清热收湿敛疮——湿疮、湿疹、痱子。湿疮、湿疹，可单用或与枯矾、黄柏等为末，撒布患处；痱子，配薄荷、甘草外用。

【用法】 煎服，10～20g，宜包煎；外用适量。

【注意】 脾虚、热病伤津及孕妇忌用。

〖 木 通 〗

苦寒有毒关木通，归心小肠与膀胱，
利尿通淋清心火，通经下乳用之良。

【性能】 苦，寒；有毒。归心、小肠、膀胱经。

【功用】

1. 利尿通淋——热淋涩痛、水肿。膀胱湿热，小便短赤，淋漓涩痛，配车前子、滑石；水肿，配猪苓、桑白皮。

2. 清心火——口舌生疮、心烦尿赤。心火上炎，口舌生疮，或心火下移下肠而致的心烦尿赤等症，配生地黄、甘草、竹叶。

3. 通经下乳——经闭乳少。血瘀经闭，配红花、桃仁、丹参；乳汁短少或不通，配王不留行、穿山甲；湿热痹痛，配桑枝、薏苡仁。

【用法】 煎服，3～6g。

【注意】 本品有毒，故用量不宜过大，也不宜久服，肾功能不全者及孕妇忌服，内无湿热者、儿童与年老体弱者慎用。现临床多用通草代替木通。

〖 通 草 〗

通草甘淡性微寒，归入肺经与胃经，
利尿通淋消水肿，通气下乳此药良。

【性能】 甘、淡，微寒。归肺、胃经。

【功用】

1. 利尿通淋——淋证、水肿。热淋，配冬葵子、滑石、石韦；石淋，配金钱草、海金沙；血淋，配石韦、白茅根、蒲黄；水湿停蓄之水肿，配猪苓、地龙、麝香。

2. 通气下乳——产后乳汁不下。配穿山甲、甘草、猪蹄。

【用法】 煎服，3～5g。

【注意】 孕妇慎用。

〖瞿 麦〗

瞿麦苦寒心小肠，利尿通经消肿胀，

诸癃经闭痛肿痛，破血通经服安康。

【性能】 苦，寒。归心、小肠经。

【功用】

1. 利尿通淋——淋证。热淋，配萹蓄、木通、车前子；小便淋沥有血，配栀子、甘草；石淋，配石韦、滑石、冬葵子。

2. 破血通经——闭经、月经不调。血热瘀阻之经闭或月经不调尤宜，可配桃仁、红花、丹参、赤芍。

【用法】 煎服，9～15g。

【注意】 孕妇忌服。

〖海金沙〗

甘咸寒来海金沙，归入小肠与膀胱，

利尿通淋能止痛，煎服此药宜布包。

【性能】 甘、咸，寒。归膀胱、小肠经。

【功用】

利尿通淋止痛——淋证。海金沙尤善止尿道疼痛，为治诸淋涩痛之要药。热淋，以本品为末，甘草汤送服；血淋，以本品为末，新汲水或砂糖水送服；石淋，配鸡内金、金钱草；膏淋，配滑石、麦冬、甘草；水肿，配泽泻、猪苓、防己、木通。

【用法】 煎服，6～15g，宜包煎。

【注意】 肾阴亏虚者慎服。

〖石 韦〗

石韦甘苦性微寒，利尿通淋入膀胱，

清热止咳是肺经，凉血止血用之良。

【性能】 甘、苦，微寒。归肺、膀胱经。

【功用】

1. 利尿通淋——淋证。血淋，配当归、蒲黄、芍药；热淋，配滑石为末服；石淋，配滑石为末，用米饮或蜜冲服。

2. 清肺止咳——肺热咳喘。肺热咳喘气急，配鱼腥草、黄芩、芦根。

3. 凉血止血——血热出血。血热妄行之吐血、衄血、尿血、崩漏尤为适合，可单用或随证配伍侧柏叶、栀子、丹参。

【用法】 煎服，6～12g。

【萆薢】

萆薢苦平归胃肾，利湿祛浊除风痹，

湿盛膏淋与白浊，风湿痹痛用之宜。

【性能】 苦，平。归肾、胃经。

【功用】

1. 利湿祛浊——膏淋、白浊。萆薢为治膏淋要药。膏淋，小便浑浊，白如米泔，配乌药、益智仁、石菖蒲；妇女白带属湿盛者，配猪苓、白术、泽泻。

2. 祛风除痹——风湿痹痛。偏于寒湿者，配附子、牛膝；湿热者，配黄柏、忍冬藤、防己。

【用法】 煎服，9～15g。

【注意】 肾阴亏虚遗精滑泄者慎用。

第三节 利湿退黄药

【茵陈】

茵陈辛苦性微寒，归于脾胃与肝胆，

利湿退黄之要药，解毒疗疮其效专。

【性能】 苦、辛，微寒。归脾、胃、肝、胆经。

【功用】

1. 利湿退黄——黄疸。茵陈为治黄疸之要药。身目发黄、小便短赤之阳黄证，配栀子、黄柏、大黄；黄疸湿重于热者，配茯苓、猪苓；脾胃寒湿郁滞，阳气不得宣运之阴黄，配附子、干姜。

2. 解毒疗疮——湿疮瘙痒。可单味煎汤外洗，也可配黄柏、苦参、地肤子等同用。

【用法】 煎服，6～15g；外用适量，煎汤熏洗。

【注意】 蓄血发黄者及血虚萎黄者慎用。

《金钱草》

甘咸微寒金钱草，归入膀胱肾胆肝，

利湿退黄与通淋，解毒消肿用之安。

【性能】 甘、咸，微寒。归肝、胆、肾、膀胱经。

【功用】

1. 利湿退黄——湿热黄疸。可配茵陈、栀子、虎杖。

2. 利尿通淋——石淋、热淋。尤宜于石淋，可单用大剂量金钱草煎汤代茶饮，或配海金沙、鸡内金、滑石；热淋，配车前子、萹蓄；消胆石，配伍茵陈、大黄、郁金。

3. 解毒消肿——痈肿疔疮、毒蛇咬伤。鲜品捣汁内服或捣烂外敷，或配蒲公英、野菊花。

【用法】 煎服，15～60g，鲜品加倍；外用适量。

《虎 杖》

虎杖苦寒肺肝胆，利胆退黄清热毒，

活血祛瘀止痰咳，泻下通便作用著。

【性能】 微苦，微寒。归肝、胆、肺经。

【功用】

1. 利湿退黄——湿热黄疸、淋浊、带下。湿热黄疸，可单用本品煎服，或配茵陈、黄柏、栀子；湿热蕴结膀胱之小便涩痛、淋浊带下等，单用即效。

2. 凉血清热解毒——水火烫伤、痈肿疮毒、毒蛇咬伤。水火烫伤而致肌肤灼痛或溃后流黄水者，单用研末，麻油调敷，或配地榆、冰片共研末，调油敷患处；湿毒蕴结肌肤所致痈肿疮毒，以虎杖根烧灰贴，或煎汤洗患处；毒蛇咬伤，可取鲜品捣烂敷患处，亦可煎浓汤内服。

3. 活血散瘀止痛——经闭、癥瘕、跌打损伤。经闭、痛经，配桃仁、延胡索、红花；癥瘕，配土瓜根、牛膝；跌打损伤疼痛，配当归、乳香、没药、三七。

4. 化痰止咳——肺热咳嗽。单味煎服，或配贝母、枇杷叶、杏仁。

5. 本品还有泻热通便作用，可用于热结便秘。

【用法】 煎服，9~15g；外用适量。

【注意】 孕妇忌服。

第七章 温里药

- ●【含义】 凡以温里祛寒，治疗里寒证为主的药物，称温里药，又名祛寒药。
- ●【功用】 温里药能温里祛寒、温经止痛，故可用治里寒证，尤以里寒实证为主。个别药物尚能助阳、回阳，用以治疗虚寒证、亡阳证。
- ●【注意】 本类药物多辛热燥烈，易耗阴动火，故天气炎热或素体火旺者当减少用量；热伏于里，热深厥深，真热假寒证禁用；凡实热证、阴虚火旺、津血亏虚者忌用；孕妇慎用。

《附 子》

附子辛甘热有毒，补火助阳心肾脾，

回阳救逆第一品，散寒止痛痹证除。

【性能】 辛、甘，大热。有毒。归心、肾、脾经。

【功用】

1. 回阳救逆——亡阳证。附子上助心阳、中温脾阳、下补肾阳，为"回阳救逆第一品药"。吐利汗出，发热恶寒，四肢拘急，手足厥冷，或大汗、大吐、大泻所致亡阳证，配干姜、甘草；亡阳兼气脱者，配人参；寒邪入里，直中三阴而见四肢厥冷、恶寒蜷卧、吐泻腹痛、脉沉迟无力或无脉者，配干姜、肉桂、人参。

2. 补火助阳——阳虚证。肾阳不足，命门火衰所致阳痿滑精、宫寒不孕、腰膝冷痛、夜尿频多者，配肉桂、山茱萸、熟地黄；脾肾阳虚、寒湿内盛所致脘腹冷痛、大便溏泄者，配党参、白术、干姜；脾肾阳虚，水气内停所致小便不利、肢体浮肿者，配茯苓、白术；心阳衰弱之心悸气短、胸痹心痛者，配人参、桂枝；阳虚兼外感风寒者，配麻黄、细辛。

3. 散寒止痛——寒痹证。风寒湿痹之周身骨节疼痛者均可用之，尤善治寒痹痛剧者，配桂枝、白术、甘草。

【用法】 煎服，3～15g；本品有毒，宜先煎0.5～1小时，至口尝无麻辣感为度。

【注意】 孕妇及阴虚阳亢者忌用。反半夏、瓜蒌、贝母、白蔹、白及。生品外用，内服需炮制。若内服过量或炮制、煎煮方法不当，可引起中毒。

干 姜

干姜辛辣性属热，经入脾胃肺心肾，

温肺化饮小青龙，散寒通脉能回阳。

【性能】 辛，热。归脾、胃、肾、心、肺经。

【功用】

1. 温中散寒——腹痛、呕吐、泄泻。干姜为温暖中焦之主药。脾胃虚寒之脘腹冷痛等，配党参、白术；寒邪直中脏腑所致腹痛，单用本品研末服；胃寒呕吐，常配高良姜；上热下寒，寒热格拒，食入即吐者，配黄芩、黄连、人参；中寒水泻，可单用为末服，亦可配党参、白术、甘草。

2. 回阳通脉——亡阳证。心肾阳虚，阴寒内盛所致亡阳厥逆、脉微欲绝者，每与附子相须为用。

3. 温肺化饮——寒饮喘咳。寒饮喘咳、形寒背冷、痰多清稀之证，配细辛、五味子、麻黄。

【用法】 煎服，3～10g。

【注意】 本品辛热燥烈，阴虚内热、血热妄行者忌用。

肉 桂

肉桂辛甘性大热，经入肾心脾与肝，

补火助阳止寒痛，引火归原经脉通。

【性能】 辛、甘，大热。归肾、脾、心、肝经。

【功用】

1. 补火助阳——阳痿、宫冷。肉桂为治命门火衰之要药。肾阳不足，命门火衰的阳痿宫冷、腰膝冷痛、夜尿频多、滑精遗尿等，配附子、熟地黄、山茱萸。

2. 散寒止痛——腹痛、寒疝。寒邪内侵或脾胃虚寒的脘腹冷痛，可单用研末，酒煎服，或配干姜、高良姜、荜茇；寒疝腹痛，配吴茱萸、小茴香。

3. 温经通脉——腰痛、胸痹、阴疽、闭经、痛经。风寒湿痹，尤以治寒痹腰痛为主，配独活、桑寄生、杜仲；胸阳不振，寒邪内侵的胸痹心痛，配附子、干姜、川椒；阳虚寒凝，血滞痰阻的阴疽、流注等，配鹿角胶、炮姜、麻黄；冲任虚寒，寒凝血滞的闭经、痛经等证，配当归、川芎、小茴香。

4. 引火归原——虚阳上浮诸症。元阳亏虚，虚阳上浮的面赤、虚喘、汗出、心悸、失眠、脉微弱者，配山茱萸、五味子、人参、牡蛎。

5. 此外，久病体虚气血不足者，在补气益血方中加入少量肉桂，有鼓舞气血生长之效。

【用法】 煎服，1～5g，宜后下或焗服；研末冲服，每次1～2g。

【注意】 阴虚火旺、里有实热、血热妄行出血及孕妇忌用。畏赤石脂。

𝕶 吴茱萸 𝕷

辛苦热毒吴茱萸，散寒止痛肝肾经，

降逆止呕归脾胃，助阳止泻功最强。

【性能】 辛、苦，热。有小毒。归肝、脾、胃、肾经。

【功用】

1. 散寒止痛——寒凝疼痛。吴茱萸为治肝寒气滞诸痛之主药。厥阴头痛、干呕吐涎沫、苔白脉迟等，配生姜、人参；寒疝腹痛，配小茴香、川楝子、木香；冲任虚寒，瘀血阻滞之痛经，配桂枝、当归、川芎；寒湿脚气肿痛，或上冲入腹，配木瓜、紫苏叶、槟榔。

2. 降逆止呕——胃寒呕吐。霍乱心腹痛、呕吐不止，配干姜、甘草；外寒内侵，胃失和降之呕吐，配半夏、生姜；

肝郁化火，肝胃不和的胁痛口苦、呕吐吞酸，配黄连。

3. 助阳止泻——虚寒泄泻。脾肾阳虚，五更泄泻，配补骨脂、肉豆蔻、五味子。

【用法】 煎服，2～6g；外用适量。

【注意】 本品辛热燥烈，易耗气动火，故不宜多用、久服。阴虚有热者忌用。

〖 小茴香 〗

小茴香辛药性温，归入肝脾胃肾经，

散寒止痛逐寒疝，理气和胃气滞消。

【性能】 辛，温。归肝、肾、脾、胃经。

【功用】

1. 散寒止痛——寒疝腹痛、睾丸偏坠胀痛、少腹冷痛、痛经。寒疝腹痛，配乌药、青皮、高良姜，或用本品炒热，布裹温熨腹部；肝气郁滞，睾丸偏坠胀痛，配橘核、山楂；肝经受寒之少腹冷痛，或冲任虚寒之痛经，配当归、川芎、肉桂。

2. 理气和胃——中焦虚寒气滞证。胃寒气滞之脘腹胀痛，配高良姜、香附、乌药；脾胃虚寒的脘腹胀痛、呕吐食少，配白术、陈皮、生姜。

【用法】 煎服，3～6g；外用适量。

【注意】 阴虚火旺者慎用。

〖 高良姜 〗

良姜味辛其性热，归入中焦脾胃经，

散寒止痛炮姜须，温中止呕用之良。

【性能】 辛，热。归脾、胃经。

【功用】

1. 散寒止痛——胃寒冷痛。胃寒脘腹冷痛，每与炮姜相须为用；胃寒肝郁，脘腹胀痛，配香附；猝心腹绞痛如剧、两胁支满、烦闷不可忍者，配厚朴、当归、桂心。

2. 温中止呕——胃寒呕吐。胃寒呕吐，配半夏、生姜；虚寒呕吐，配党参、茯苓、白术。

【用法】 煎服，3～6g；研末服，每次 3g。

第八章 理气药

- **【含义】** 凡以疏理气机为主要作用、治疗气滞或气逆证的药物，称为理气药，又名行气药。
- **【功用】** 理气药主要用治脾胃气滞所致脘腹胀痛、嗳气吞酸、恶心呕吐、腹泻或便秘等；肝气郁滞所致胁肋胀痛、抑郁不乐、疝气疼痛、乳房胀痛、月经不调等；肺气壅滞所致胸闷胸痛、咳嗽气喘等。
- **【注意】** 本类药物性多辛温香燥，易耗气伤阴，故气阴不足者慎用。

〖 陈 皮 〗

陈皮辛苦温肺脾，理气健脾止呕逆，

燥湿化痰之要药，行气通痹功效齐。

【性能】 辛、苦，温。归脾、肺经。

【功用】

1. 理气健脾——脾胃气滞证、呕吐、呃逆。中焦寒湿脾胃气滞，配苍术、厚朴；食积气滞，脘腹胀痛，配山楂、神曲；外感风寒，内伤湿滞，配藿香、紫苏叶；脾虚气滞，配党参、白术、茯苓；脾胃气滞较甚，脘腹胀痛较剧者，配木香、枳实；呕吐、呃逆，配伍生姜、竹茹、大枣；脾胃寒冷，呕吐不止，配生姜、甘草。

2. 燥湿化痰——湿痰咳嗽、寒痰咳嗽。陈皮为治痰之要药。湿痰咳嗽，配半夏、茯苓；寒痰咳嗽，配干姜、细辛、五味子；脾虚失运而致痰湿犯肺者，配党参、白术。

3. 行气通痹止痛——胸痹证。胸痹之胸中气塞短气，配枳实、生姜。

【用法】 煎服，3～10g。

青　皮

青皮辛苦其性温，疏肝破气肝胆经，
胃经消积兼化滞，醋制疏肝止痛良。

【性能】 苦、辛，温。归肝、胆、胃经。

【功用】

1. 疏肝理气、散结止痛——肝郁气滞证、气滞脘腹疼痛。肝郁胸胁胀痛，配柴胡、郁金、香附；乳房胀痛或结块，配柴胡、浙贝母、橘叶；乳痈肿痛，配瓜蒌皮、金银花、蒲公英；寒疝疼痛，配乌药、小茴香、木香；脘腹胀痛，配大腹皮；脘腹冷痛，配桂枝、陈皮。

2. 消积化滞——食积腹痛。食积气滞，脘腹胀痛，配山楂、神曲、麦芽；气滞甚者，配木香、槟榔或枳实、大黄。

3. 破气散结——癥瘕积聚、久疟痞块。气滞血瘀之癥瘕积聚、久疟痞块等，配三棱、莪术、丹参。

【用法】 煎服，3～10g。醋制疏肝止痛力强。

〖 枳 实 〗

枳实性温辛苦酸，经归脾胃与大肠，

破气除痞消积滞，化痰行气止痛良。

【性能】 苦、辛、酸，温。归脾、胃、大肠经。

【功用】

1. 破气除痞、消积导滞——胃肠积滞、湿热泻痢。饮食积滞，脘腹痞满胀痛，配山楂、麦芽、神曲；胃肠积滞，热结便秘，腹满胀痛，配大黄、芒硝、厚朴；湿热泻痢，里急后重，配黄芩、黄连。

2. 化痰——胸痹、结胸。胸阳不振，痰阻胸痹之胸中满闷、疼痛，配薤白、桂枝、瓜蒌；痰热结胸，配黄连、瓜蒌、半夏；心下痞满，食欲不振，配半夏曲、厚朴。

3. 行气止痛——气滞胸胁疼痛、产后腹痛。气血阻滞之胸胁疼痛，配川芎；寒凝气滞，配桂枝；产后瘀滞腹痛、烦躁，配芍药，或与当归、益母草同用。

4. 此外，本品尚可用治胃扩张、胃下垂、子宫脱垂、脱肛等脏器下垂病症，可单用本品，或配伍黄芪、白术。

【用法】 煎服，3～10g，大量可用至30g。炒后性较平和。

【注意】 孕妇慎用。

〖 木 香 〗

木香辛苦其性温，经归脾胃胆大肠，

行气止痛三焦经，健脾消食功效强。

【性能】 辛、苦，温。归脾、胃、大肠、胆、三焦经。

【功用】

1. 行气止痛——脾胃气滞证、泻痢里急后重、腹痛胁痛、黄疸、疝气疼痛、气滞血瘀之胸痹。木香为行气止痛之要药。脾胃气滞，脘腹胀痛，可单用本品或配砂仁、藿香；湿热泻痢，里急后重，配黄连；饮食积滞之脘腹胀满、大便秘结或泻而不爽，配槟榔、青皮、大黄；脾失运化、肝失疏泄而致湿热郁蒸、气机阻滞之脘腹胀痛、胁痛、黄疸，配郁金、大黄、茵陈；寒疝腹痛及睾丸偏坠疼痛，配川楝子、小茴香；寒凝气滞心痛，配赤芍、姜黄、丁香；气滞血瘀之胸痹，配郁金、甘草。

2. 健脾消食——脾虚气滞。脾虚气滞之脘腹胀满、食少便溏，配党参、白术、陈皮；脾虚食少，兼食积气滞，配砂仁、枳实、白术。

【用法】 煎服，3～6g。生用行气力强，煨用行气力缓而实肠止泻，用于泄泻腹痛。

【 沉 香 】

沉香辛苦性微温，温中止呕脾胃经，

入肾纳气能平喘，行气止痛消腹胀。

【性能】 辛、苦，微温。归脾、胃、肾经。

【功用】

1. 行气止痛——胸腹胀痛。寒凝气滞之胸腹胀痛，配乌药、木香、槟榔；脾胃虚寒之脘腹冷痛，配肉桂、干姜、附子。

2. 温中止呕——胃寒呕吐。寒邪犯胃，呕吐清水，配陈皮、荜澄茄、胡椒；脾胃虚寒，呕吐呃逆，经久不愈者，配丁香、白豆蔻、柿蒂。

3. 纳气平喘——虚喘证。本品既能温肾纳气，又能降逆平喘。下元虚冷、肾不纳气之虚喘证，配肉桂、附子、补骨脂；上盛下虚之痰饮喘嗽，配紫苏子、半夏、厚朴。

【用法】 煎服，1～5g，宜后下；或磨汁冲服，或入丸、散剂，每次 0.5～1g。

《檀 香》

檀香味辛药性温，归入脾胃心肺经，

散寒行气能止痛，调中煎服后下良。

【性能】 辛，温。归脾、胃、心、肺经。

【功用】

行气止痛、散寒调中——胸腹寒凝气滞证。寒凝气滞，胸腹冷痛，配白豆蔻、砂仁、丁香；寒凝气滞之胸痹绞痛，配荜茇、延胡索、高良姜；胃脘寒痛，呕吐食少，可以本品研末，干姜汤泡服，或配沉香、白豆蔻、砂仁。

【用法】 煎服，2～5g，宜后下；入丸、散，1～3g。

【注意】 阴虚火旺，实热吐衄者慎用。

〖川楝子〗

苦寒小毒川楝子，归肝膀胱胃小肠，

清热燥湿能杀虫，清肝行气止痛良。

【性能】 苦，寒。有小毒。归肝、胃、小肠、膀胱经。

【功用】

1. 清肝行气止痛——肝郁化火所致诸痛。肝郁气滞或肝郁化火胸腹诸痛，配延胡索；肝胃气痛，配延胡索，或配四逆散；热疝，配延胡索、香附、橘核、芒果核；寒疝，配小茴香、木香、吴茱萸。

2. 杀虫——虫积腹痛。蛔虫等引起的虫积腹痛，配槟榔、使君子。

3. 此外，川楝子能清热燥湿，杀虫而疗癣。可用本品焙黄研末，以油调膏，外涂治头癣、秃疮。

【用法】 煎服，5～10g；外用适量。炒用寒性减低。

【注意】 本品有毒，不宜过量或持续服用，以免中毒。又因性寒，脾胃虚寒者慎用。

〖乌 药〗

乌药味辛性属温，归入肺脾肾膀胱，

行气止痛胸腹证，温肾散寒用之良。

【性能】 辛，温。归肺、脾、肾、膀胱经。

【功用】

1. 行气止痛——寒凝气滞之胸腹诸痛。胸腹胁肋闷痛，配香附、甘草，或配薤白、瓜蒌皮、延胡索；脘腹胀痛，配木香、青皮、莪术，或配香附、木香、陈皮；寒疝腹痛，配小茴香、青皮、高良姜；寒凝气滞痛经，配当归、香附、木香。

2. 温肾散寒——尿频，遗尿。肾阳不足、膀胱虚冷之小便频数、小儿遗尿，配益智仁、山药。

【用法】 煎服，6～10g。

〖香 附〗

香附微苦辛甘平，疏肝解郁气滞行，

理气调中三焦脾，调经止痛药效齐。

【性能】 辛、微苦、微甘，平。归肝、脾、三焦经。

【功用】

1. 疏肝解郁——肝郁气滞胁痛、腹痛。肝气郁结之胁肋胀痛，配柴胡、川芎、枳壳；寒凝气滞、肝气犯胃之胃脘疼痛，配高良姜；寒疝腹痛，配小茴香、乌药、吴茱萸；气、血、痰、火、湿、食六郁所致胸膈痞满、脘腹胀痛、呕吐吞酸、饮食不化等，配川芎、苍术、栀子。

2. 调经止痛——月经不调、痛经、乳房胀痛。香附为妇科调经之要药。月经不调、痛经，可单用，或配柴胡、川芎、当归；乳房胀痛，配柴胡、青皮、瓜蒌皮。

3. 理气调中——气滞腹痛。脘腹胀痛、胸膈噎塞、噫气吞酸、纳呆，配砂仁、甘草、乌药、紫苏叶。

【用法】 煎服，6～10g。醋制止痛力增强。

薤白

薤白辛苦其性温，经归肺胃与大肠，
通阳散结治胸痹，行气导滞消痞良。

【性能】 辛、苦，温。归肺、胃、大肠经。

【功用】

1. 通阳散结——胸痹证。薤白为治胸痹之要药。寒痰阻滞、胸阳不振所致胸痹证，配瓜蒌、半夏、枳实；痰瘀胸痹，配丹参、川芎、瓜蒌皮。

2. 行气导滞——脘腹痞满胀痛、泻痢里急后重。胃寒气滞之脘腹痞满胀痛，配高良姜、砂仁、木香；胃肠气滞，泻痢里急后重，可单用本品或配木香、枳实。

【用法】 煎服，5～10g。

大腹皮

腹皮味辛性微温，归入脾胃大小肠，
行气宽中消痞胀，利水消肿功效强。

【性能】 辛，微温。归脾、胃、大肠、小肠经。

【功用】

1. 行气宽中——胃肠气滞，脘腹胀闷，大便不爽。食积气滞之脘腹痞胀，嗳气吞酸、大便秘结或泻而不爽，配山楂、麦芽、枳实；湿阻气滞之脘腹胀满，配藿香、陈皮、厚朴。

2. 利水消肿——水肿胀满，脚气浮肿，小便不利。水湿外溢，皮肤水肿，小便不利，配茯苓皮、五加皮；脚气肿痛，二便不通，配桑白皮、木通、牵牛子。

【用法】 煎服，5～10g。

第九章 消食药

● 【含义】 凡以消化食积为主要作用，主治饮食积滞的药物，称为消食药。

● 【功用】 消食药主治宿食停留，饮食不消所致之脘腹胀满、嗳气吞酸、恶心呕吐、不思饮食、大便失常；以及脾胃虚弱、消化不良等证。

● 【注意】 本类药物虽多数效缓，但仍不乏耗气之弊，故气虚而无积滞者慎用。

《山 楂》

山楂酸甘性微温，归入脾胃与肝经，

行气散瘀止泻痢，肉食积滞最能消。

【性能】 酸、甘，微温。归脾、胃、肝经。

【功用】

1. 消食化积——肉食积滞证。山楂能治各种饮食积滞，尤为消化油腻肉食积滞之要药。

2. 止泻止痢——泻痢腹痛。可单用焦山楂水煎服，或用山楂炭研末服，或配木香、槟榔。

3. 活血祛瘀止痛——瘀阻胸腹痛、痛经、疝气痛。瘀滞所致的胸胁痛，配川芎、桃仁、红花；产后瘀阻腹痛、恶露不尽或痛经、经闭，可单用本品加糖水煎服，亦可配当归、香附、红花同用；疝气痛，配橘核、荔枝核。

【用法】 煎服，9～12g，大剂量30g。生山楂、炒山楂多用于消食散瘀，焦山楂、山楂炭多用于止泻痢。

【注意】 脾胃虚弱而无积滞者或胃酸分泌过多者均慎用。

《神 曲》

神曲辛甘其性温，只入脾经与胃经，
健脾消食能和胃，略能解表热邪退。

【性能】 甘、辛，温。归脾、胃经。

【功用】

1. 消食和胃——饮食积滞证。食滞脘腹胀满、食少纳呆、肠鸣腹泻者，配山楂、麦芽、木香；神曲略能解表退热，故尤宜于外感表证兼食滞者。

2. 此外，凡丸剂中有金石、贝壳类药物者，前人用本品糊丸以助消化，如磁朱丸。

【用法】 煎服，6～15g。消食宜炒焦用。

《麦 芽》

麦芽甘平胃脾肝，米面薯芋最易消，
炒用回乳能消胀，疏肝解郁功效好。

【性能】 甘，平。归脾、胃、肝经。

【功用】

1. 消食健胃——米面薯芋食滞证。麦芽尤能促进淀粉性食物的消化。米面薯芋类积滞不化，配山楂、神曲、鸡内金；小儿乳食停滞，单用本品煎服或研末服有效；脾虚食少，食后饱胀，配白术、陈皮。

2. 回乳消胀——断乳、乳房胀痛。妇女断乳或乳汁郁积之乳房胀痛，可用炒麦芽 120g（或生麦芽、炒麦芽各 60g）煎服。

3. 此外，本品又兼能疏肝解郁，常配川楝子、柴胡等，用治肝气郁滞或肝胃不和之胁痛、脘腹痛等。

【用法】 煎服，10～15g，大剂量 30～120g。生麦芽功偏消食健胃；炒麦芽多用于回乳消胀。

【注意】 授乳期妇女不宜使用。

莱菔子

莱菔辛甘药性平，消食除胀脾胃经，

肺经降气能化痰，外加二子能养亲。

【性能】 辛、甘，平。归肺、脾、胃经。

【功用】

1. 消食除胀——食积气滞证。食积气滞所致的脘腹胀满或疼痛、嗳气吞酸，配山楂、神曲、陈皮；食积气滞兼脾虚者，配白术。

2. 降气化痰——咳喘痰多，胸闷食少。咳喘痰壅，胸闷兼食积者，单用本品为末服，或与白芥子、紫苏子等同用。

3. 此外，古方中有单用生品研服以涌吐风痰者，但现代临床很少用。

【用法】 煎服，5～12g。生用吐风痰，炒用消食下气化痰。

〖 鸡内金 〗

内金味甘药性平，脾胃小肠膀胱经，
消食健胃化坚石，止遗能温酒涩精。

【性能】 甘，平。归脾、胃、小肠、膀胱经。

【功用】

1. 消食健胃——饮食积滞、小儿疳积。用于米面薯芋乳肉等各种食积证。

2. 涩精止遗——肾虚遗精、遗尿。遗精，鸡内金单味炒焦研末，温酒送服；遗尿，配菟丝子、桑螵蛸。

3. 化坚消石——砂石淋证、胆结石。配金钱草。

【用法】 煎服，3～10g；研末服，每次 1.5～3g。研末服效果比煎剂好。

【注意】 脾虚无积滞者慎用。

第十章　驱虫药

● 【含义】　凡以驱除或杀灭人体内寄生虫，治疗虫证为主要作用的药物，称为驱虫药。

● 【功用】　本类药物对人体内的寄生虫，特别是肠道寄生虫虫体有杀灭或麻痹作用，并促使其排出体外，故可用治蛔虫病、蛲虫病、绦虫病、钩虫病、姜片虫病等多种肠道寄生虫病。

● 【注意】　驱虫药物对人体正气多有损伤，故要控制剂量，防止用量过大中毒或损伤正气；素体虚弱、年老体衰及孕妇更当慎用。驱虫药一般应在空腹时服用，使药物充分作用于虫体而保证疗效。对发热或腹痛剧烈者，不宜急于驱虫，待症状缓解后，再行施用驱虫药物。

【使君子】

使君甘温归胃脾，健脾养胃驱虫宜，
虚热五疳虫积痛，空腹服用饮茶忌。

【性能】　甘，温。归脾、胃经。

【功用】

1. 杀虫通肠——蛔虫病、蛲虫病。使君子为驱蛔要药，尤宜于小儿。轻证单用本品炒香嚼服，重证配苦楝皮、槟榔；蛲虫，配百部、槟榔、大黄。

2. 健脾消积——小儿疳积。小儿疳积面色萎黄、形瘦腹大、腹痛有虫者，配槟榔、神曲、麦芽；小儿五疳，心腹膨胀，不进饮食，配厚朴、陈皮、川芎。

【用法】 煎服，9～12g，捣碎；取仁炒香嚼服，6～9g。小儿每岁1～1.5粒，1日总量不超过20粒。空腹服用，每天1次，连用3天。

【注意】 大量服用可致呃逆、眩晕、呕吐、腹泻等反应。若与热茶同服，亦能引起呃逆、腹泻，故服用时当忌饮茶。

苦楝皮

楝皮有毒味苦寒，归入脾经胃与肝，

杀虫疗疮通大便，难溶文火需久煎。

【性能】 苦，寒。有毒。归肝、脾、胃经。

【功用】

1. 杀虫——蛔虫、蛲虫、钩虫等病。苦楝皮为广谱驱虫中药。蛔虫病，可单用水煎；蛲虫病，配百部、乌梅同煎，取浓液于晚间做保留灌肠，连用2～4天；钩虫病，配石榴皮同煎服之。

2. 疗癣——疗癣、湿疮。单用本品研末，用醋或猪脂调涂患处。

【用法】 煎服，3～6g。鲜品15～30g。外用适量。

【注意】 本品有毒，不宜过量或持续久服。其有效成分难溶于水，故需文火久煎。

〖槟　榔〗

槟榔辛苦温胃肠，截疟鲜者优于陈，

本品行气能利水，杀虫消积通便良。

【性能】　苦、辛，温。归胃、大肠经。

【功用】

1. 泻下杀虫——多种肠道寄生虫病。槟榔治绦虫病疗效最佳，配南瓜子；蛔虫病、蛲虫病，配使君子、苦楝皮；姜片虫病，配乌梅、甘草。

2. 消积导滞——食积气滞、泻痢后重。食积气滞、腹胀便秘等，配木香、青皮、大黄；湿热泻痢，配木香、黄连、芍药。

3. 行气利水——水肿、脚气肿痛。水肿实证，二便不利，配商陆、泽泻、木通；寒湿脚气肿痛，配木瓜、吴茱萸、陈皮。

4. 截疟——疟疾。配常山、草果。

【用法】　煎服，3～10g。驱绦虫、姜片虫 30～60g。生用力佳，炒用力缓；鲜者优于陈久者。

【注意】　脾虚便溏或气虚下陷者忌用；孕妇慎用。

〖南瓜子〗

味甘性平南瓜子，归入胃经与大肠，

驱杀绦虫配槟榔，血吸虫病用量大。

【性能】　甘，平。归胃、大肠经。

【功用】

1. 杀虫——绦虫病。绦虫病，配槟榔，先用本品研粉，冷开水调服 60～120g，2 小时后服槟榔60～120g 的水煎剂，再过半小时，服玄明粉 15g，促使泻下，以利虫体排出。

2. 此外，南瓜子亦可用治血吸虫病，但需较大剂量（120～200g），长期服用。

【用法】 研粉，60～120g。冷开水调服。

【鹤草芽】

苦涩性凉鹤草芽，归入肝经大小肠，
泻下杀虫空腹咽，不宜入煎研粉服。

【性能】 苦、涩，凉。归肝、小肠、大肠经。

【功用】

泻下杀虫——绦虫病。单用本品研粉，晨起空腹顿服即效，一般在服药后 5～6 小时可排出虫体；滴虫性阴道炎，可将本品制成栓剂。

【用法】 研粉吞服，每日 30～45g，小儿 0.7～0.8g/kg，每日 1 次，早起空腹服。

【注意】 不宜入煎剂，因有效成分几乎不溶于水，遇热易被破坏。服药后偶见恶心、呕吐、腹泻、头晕、出汗等反应。

【雷 丸】

雷丸苦寒毒胃肠，消积杀虫力最强，

绦虫钩蛔蛲虫病，饭后服之不入煎。

【性能】 微苦，寒。有小毒。归胃、大肠经。

【功用】

1. 杀虫——绦虫病、钩虫病、蛔虫病。雷丸尤以驱杀绦虫为佳。绦虫病，可单用研末吞服，每次20g，日服3次，多数病例虫体在第2～3日全部或分段排出；钩虫病、蛔虫病，配槟榔、牵牛子、木香、苦楝皮；蛲虫病，配大黄、牵牛子；脑囊虫病，配半夏、茯苓。

2. 消积——小儿疳积。配使君子、鹤虱、榧子肉、槟榔各等份，为末，乳食前温米饮调下；亦可配使君子、苍术，另以鸡蛋入药蒸食。

【用法】 入丸、散，15～21g。1次5～7g，饭后用温开水调服，1天3次，连服3天。

【注意】 不宜入煎剂。因本品含蛋白酶，加热60℃左右即易于破坏而失效。有虫积而脾胃虚寒者慎服。

鹤 虱

鹤虱辛苦平小毒，杀虫消积止疼痛，
虫积腹痛诸疳积，诸般虫疾服即宁。

【性能】 苦、辛，平。有小毒。归脾、胃经。

【功用】

杀虫消积——虫积腹痛、小儿疳积。可用于多种肠道寄生虫，对蛔虫、蛲虫、钩虫及绦虫等引发的虫积腹痛均有效。湿热蕴结之蛔疳，配使君子、槟榔、木香；虫积所致四肢羸困、面色青黄、饮食虽进但不生肌肤等，配胡粉、槟榔、苦楝皮、白矾。

【用法】 煎服，3～9g；或入丸、散。外用适量。

【注意】 本品有小毒，服后可有头晕、恶心、耳鸣、腹痛等反应，故孕妇、腹泻者忌用；南鹤虱有抗生育作用，孕妇忌用。

【榧　子】

榧子甘平肺胃肠，消食杀虫疗痔疮，

润肺止咳功效强，润肠通便服安康。

【性能】 甘，平。归肺、胃、大肠经。

【功用】

1. 杀虫消积——虫积腹痛。蛔虫病，配使君子、苦楝皮；钩虫病，单用或与槟榔、贯众同用；绦虫病，配槟榔、南瓜子；丝虫病，配血余炭。

2. 润肠通便——肠燥便秘。痔疮便秘，单用炒熟嚼服；肠燥便秘，配火麻仁、郁李仁、瓜蒌仁。

3. 润肺止咳——肺燥咳嗽。配川贝母、瓜蒌仁、制桑叶、沙参。

【用法】 煎服，9～15g。炒熟嚼服，1次用15g。

【注意】 入煎服宜生用。大便溏薄，肺热咳嗽者不宜用。服榧子时，不宜食绿豆，以免影响疗效。

第十一章 止血药

● 【含义】 凡以制止体内外出血，治疗各种出血病证为主的药物，称止血药。

● 【功用】 止血药主要用治咯血、咳血、衄血、吐血、便血、尿血、崩漏、紫癜以及外伤出血等体内外各种出血病证。

● 【注意】 "止血不留瘀"，这是运用止血药必须始终注意的问题。而凉血止血药和收敛止血药易凉遏恋邪，有止血留瘀之弊，故出血兼有瘀滞者不宜单独使用。若出血过多，气随血脱者，当急投大补元气之药，以挽救气脱危候。

第一节 凉血止血药

《小 蓟》

小蓟性味甘苦凉，利尿通淋心肝经，
清热凉血兼止血，解毒消痈能散瘀。

【性能】 甘、苦，凉。归心、肝经。

【功用】

1. 凉血止血、利尿通淋——血热出血证。九窍出血，单用本品捣汁服；金疮出血，本品捣烂外涂；出血证，配大蓟、侧柏叶、白茅根、茜草；尿血、血淋，配生地黄、滑石、栀子、淡竹叶。

2. 散瘀解毒消痈——热毒痈肿。热毒疮疡初起肿痛之证，可单用鲜品捣烂敷患处，也可与乳香、没药同用。

【用法】 煎服，5～12g，鲜品可用30～60g；外用适量，捣敷患处。

【大 蓟】

大蓟性味甘苦凉，归于心经与肝经，

清热凉血兼止血，解毒消痈能散瘀。

【性能】 甘、苦，凉。归心、肝经。

【功用】

1. 凉血止血——血热出血证。九窍出血，常与小蓟相须为用；吐血、衄血、崩中下血，皆用鲜大蓟根或叶捣汁服；外伤出血，可用本品研末外敷。

2. 散瘀解毒消痈——热毒痈肿。无论内外痈肿都可运用，单味内服或外敷均可，以鲜品为佳。

【用法】 煎服，9～15g，鲜品可用30～60g；外用适量，捣敷患处。

【地 榆】

地榆苦酸涩微寒，归经大肠又入肝，

收敛凉血兼止血，解毒敛疮功效专。

【性能】 苦、酸、涩，微寒。归肝、大肠经。

【功用】

1. 凉血、收敛止血——血热出血证。地榆尤宜于下焦之下血。便血因于热甚者，配生地黄、白芍、黄芩、槐花；痔疮出血，血色鲜红者，配槐角、防风、黄芩、枳壳；血热甚，崩漏量多色红，兼见口燥唇焦者，配生地黄、黄芩、牡丹皮；血痢不止者，配甘草。

2. 解毒敛疮——烫伤、湿疹、疮疡痈肿。地榆为治水火烫伤之要药，可单味研末，麻油调敷，或配大黄粉，或配黄连、冰片研末调敷。

【用法】 煎服，9～15g，大剂量可用至30g；或入丸、散；外用适量。止血多炒炭用，解毒敛疮多生用。

【注意】 本品性寒酸涩，凡虚寒性便血、下痢、崩漏及出血有瘀者慎用。对于大面积烧伤病人，不宜使用地榆制剂外涂，以防其所含鞣质被大量吸收而引起中毒性肝炎。

槐　花

槐花味苦性微寒，归经肝与大肠经，
清肝凉血兼止血，下部血热皆能除。

【性能】 苦，微寒。归肝、大肠经。

【功用】

1. 凉血止血——血热出血证。对下部血热所致的痔血、便血等最为适宜。新久痔血，配黄连、地榆；便血属血热甚者配栀子。

2. 清肝泻火——目赤、头痛。肝火上炎所导致的目赤、头胀头痛及眩晕，可用单味煎汤代茶饮，或配夏枯草、菊花。

【用法】 煎服，5～10g；外用适量。止血多炒炭用，清热泻火宜生用。

【注意】 脾胃虚寒及阴虚发热而无实火者慎用。

〖 侧柏叶 〗

柏叶性寒味苦涩，归入肝脾与肺经，
凉血收敛兼止血，化痰止咳乌发生。

【性能】 苦、涩，寒。归肺、肝、脾经。

【功用】

1. 凉血、收敛止血——血热出血证。侧柏叶为治各种出血病证之要药，尤以血热者为宜。血热妄行之吐血、衄血，配荷叶、地黄、艾叶；尿血、血淋，配蒲黄、小蓟、白茅根；肠风、痔血或血痢，配槐花、地榆；崩漏下血，配芍药；中气虚寒，吐血不止，配干姜、艾叶；下焦虚寒，便血不止，配川续断、鹿茸、阿胶。

2. 化痰止咳——肺热咳嗽。可单味运用，或配贝母、制半夏。

3. 生发乌发——脱发、须发早白。血热脱发、须发早白，本品为末，和麻油涂之；或配附子研末，猪脂为丸，入汤中洗头。

【用法】 煎服，6～12g；外用适量。止血多炒炭用，化痰止咳宜生用。

《白茅根》

白茅根甘性寒凉，归入肺胃与膀胱，
清热凉血兼止血，利尿肺胃热能排。

【性能】 甘，寒。归肺、胃、膀胱经。
【功用】

1. 凉血止血——血热出血证。鼻衄、吐血，皆以白茅根煎汁或鲜品捣汁服用；咯血，配藕节；尿血、血淋，单用本品煎服；血尿时发，属虚而有热者，配人参、地黄、茯苓。

2. 清热利尿、利湿退黄——水肿、热淋、黄疸。

3. 清肺胃热——胃热呕吐、肺热咳喘。胃热呕吐，配葛根；肺热咳喘，配桑白皮。

【用法】 煎服，9～30g；鲜品加倍，以鲜品为佳，可捣汁服。多生用，止血亦可炒炭用。

《苎麻根》

苎麻味甘性寒凉，归入心经与肝经，
解毒凉血兼止血，清热安胎唯此推。

【性能】 甘，寒。归心、肝经。
【功用】

1. 凉血止血——血热出血证。出血量少，可单用本品煎服；出血不止，有气随血脱之象者，配人参、蛤蚧粉。

2. 止血、清热安胎——胎动不安、胎漏下血。苎麻根为安胎之要药。胎热不安、胎漏下血之证，以单味苎麻根煎汤服用；劳损所致的胎动、腹痛下血，配地黄、阿胶、当归、白芍。

3. 清热解毒——热毒痈肿。多以外用为主，常以鲜品捣敷患处。

【用法】 煎服，10～30g；鲜品 30～60g，捣汁服；外用适量，煎汤外洗，或鲜品捣敷。

第二节　化瘀止血药

《三　七》

三七性温味甘苦，归入肝经与胃经，
化瘀止血兼活血，补虚强壮定痛良。

【性能】 甘、微苦，温。归肝、胃经。

【功用】

1. 化瘀止血——出血证。三七有止血不留瘀、化瘀不伤正的特点。咯血、吐血、衄血及二便下血，配花蕊石、血余炭；外伤出血，可单用本品研末外掺，或配龙骨、血竭、象皮。

2. 活血定痛——跌打损伤、瘀血肿痛。三七为伤科之要药。可单味应用，以三七为末，黄酒或白开水送服；皮破者，亦可用三七粉外敷。无名痈肿，疼痛不已，以本品研末，米醋调涂；痈疽破溃，配乳香、没药、儿茶。

3. 补虚强壮——虚损劳伤。常与猪肉炖服。

【用法】 多研末吞服，1～3g；煎服，3～9g；亦入丸、散；外用适量，研末外掺或调敷。

【注意】 孕妇慎用。

《 茜 草 》

茜草苦寒归入肝，凉血化瘀兼止血，
妇科调经为要药，止血炒炭功效良。

【性能】 苦，寒。归肝经。

【功用】

1. 凉血、化瘀止血——出血证。血热夹瘀的各种出血证，尤为适宜。吐血不止，单用本品为末煎服；衄血，配艾叶、乌梅；血热崩漏，配生地黄、生蒲黄、侧柏叶；气虚不摄的崩漏下血，配黄芪、白术、山茱萸；尿血，配小蓟、白茅根。

2. 通经——血瘀经闭、跌打损伤、风湿痹痛。茜草为妇科调经要药。血滞经闭，配桃仁、红花、当归；跌打损伤，配三七、乳香、没药；痹证，配鸡血藤、海风藤、延胡索。

【用法】 煎服，6～10g，大剂量可用30g；亦入丸、散。止血炒炭用，活血通经生用或酒炒用。

《 蒲 黄 》

蒲黄味甘与性平，归入心包与肝经，
收敛止血与祛瘀，利尿通淋止痛良。

【性能】 甘，平。归肝、心包经。

【功用】

1. 收敛止血——出血证。蒲黄为止血行瘀之良药，有止血不留瘀的特点。鼻衄经久不止，配石榴花；月经过多，漏下不止，配龙骨、艾叶；尿血不已，配郁金；外伤出血，可单用外掺伤口。

2. 消瘀止痛——瘀血痛证。跌打损伤，单用蒲黄末，温酒服；心腹疼痛、产后瘀痛、痛经等，配五灵脂。

3. 利尿通淋——血淋尿血。配生地黄、冬葵子。

【用法】 煎服，5～10g，包煎；外用适量，研末外掺或调敷。止血多炒用，化瘀、利尿多生用。

第三节　收敛止血药

《 白　及 》

白及苦甘涩性寒，归入肝胃与肺经，

收敛止血之要药，消肿生肌痛肿消。

【性能】 苦、甘、涩，寒。归肺、胃、肝经。

【功用】

1. 收敛止血——出血证。白及为收敛止血之要药，尤多用于肺胃出血之证。内出血证，用单味研末，糯米汤调服；咯血，配枇杷叶、阿胶；吐血，配茜草、生地黄、牡丹皮、牛膝；衄血，以本品为末，童便调服；外伤或金创伤出血，可单味研末外掺或水调外敷；金疮血不止，配白蔹、黄芩、龙骨。

2. 消肿生肌——痈肿疮疡、手足皲裂、水火烫伤。

疮疡初起，配金银花、皂角刺、乳香；疮痈已溃，久不收口者，配黄连、贝母、轻粉、五倍子；手足皲裂，可以之研末，麻油调涂；水火烫伤，可以本品研末，用油调敷。

【用法】 煎服，3～10g；大剂量可用至30g；亦可入丸、散，每次用2～5g；研末吞服，每次3～6g；外用适量。

【注意】 反乌头。

《仙鹤草》

鹤草性平味涩苦，归入心经与肝经，
收敛止血止泻痢，解毒截疟补虚宜。

【性能】 苦、涩，平。归心、肝经。

【功用】

1. 收敛止血——出血证。血热妄行之出血证，配生地黄、侧柏叶、牡丹皮；虚寒性出血证，配党参、熟地黄、炮姜、艾叶。

2. 涩肠止泻止痢——腹泻、痢疾。对于血痢及久病泻痢尤为适宜。

3. 解毒截疟——疟疾寒热。可单以本品研末，于疟疾发作前2小时吞服，或水煎服。

4. 补虚强壮——脱力劳伤。劳力过度所致的脱力劳伤，症见神疲乏力、面色萎黄而纳食正常者，与大枣同煮，食枣饮汁；气血亏虚，症见神疲乏力、头晕目眩者，配党参、熟地黄、龙眼肉。

5. 此外，本品尚能解毒杀虫，可用治疮疖痈肿、阴痒带下等。

【用法】 煎服，6~12g；大剂量可用至30~60g；外用适量。

〖紫　珠〗

紫珠味苦涩性凉，归入肝胃与肺经，

凉血收敛兼止血，敛疮清热解毒良。

【性能】 苦、涩，凉。归肝、肺、胃经。

【功用】

1. 凉血收敛止血——出血证。紫珠尤多用于肺胃出血之证。咯血、衄血、呕血，配大蓟、白及；尿血、血淋，配小蓟、白茅根；便血、痔血，配地榆、槐花；外伤出血，可单用捣敷或研末敷掺。

2. 清热解毒敛疮——烧烫伤、热毒疮疡。用本品研末撒布患处。

【用法】 煎服，3~15g；研末，1.5~3g；外用适量。

〖棕榈炭〗

棕炭性平味涩苦，归入肝肺与大肠，

收敛止血之要药，止泻止带诸症安。

【性能】 苦、涩，平。归肝、肺、大肠经。

【功用】

1. 收敛止血——出血证。棕榈炭为收敛止血之要药，尤多用于崩漏。崩漏不止，配血余炭、侧柏叶；血热妄行之吐血、咯血，配小蓟、栀子；虚寒性出血，冲任不固之崩漏下血，配炮姜、乌梅；便血，配艾叶、熟鸡子、附子。

2. 止泻止带——久泻久痢、妇人带下。泻痢，单用本品，烧研，以水调服；赤白带下，与蒲黄各等份，用酒调服。

【用法】 煎服，3～9g；研末服，1～1.5g。

【注意】 出血兼有瘀滞，湿热下痢初起者慎用。

〖血余炭〗

血余炭苦其性平，归入肝经与胃经，
收敛止血不留瘀，化瘀利尿功效齐。

【性能】 苦，平。归肝、胃经。

【功用】

1. 收敛消瘀止血——出血证。血余炭有止血而不留瘀的特点，可用于各种出血之证，尤多用于咯血、衄血、吐血、血淋、尿血等出血病证。既可内服，也可外用。

2. 利尿——小便不利。配滑石、白鱼。

【用法】 煎服，5～10g；研末服，1.5～3g；外用适量。

第四节　温经止血药

〖艾　叶〗

艾叶辛苦温小毒，归入肝脾与肾经，

止血调经逐湿寒，散寒调经能安胎。

【性能】 辛、苦，温。有小毒。归肝、脾、肾经。

【功用】

1. 温经止血——出血证。艾叶为温经止血之要药。下元虚冷，冲任不固所致的崩漏下血，配阿胶、芍药、干地黄；血热妄行所致的吐血、衄血、咯血等多种出血证，配生地黄、生荷叶、生柏叶。

2. 散寒调经——月经不调、痛经。艾叶为治妇科下焦虚寒或寒客胞宫之要药。下焦虚寒之月经不调、经行腹痛、宫寒不孕及带下清稀等，配香附、川芎、白芍、当归；虚冷较甚者，配吴茱萸、肉桂；脾胃虚寒所致的脘腹冷痛，可以单味艾叶煎服，或以之炒热熨敷脐腹。

3. 安胎——胎动不安。本品为妇科安胎之要药。妊娠猝胎动不安，配阿胶、桑寄生。

4. 此外，将本品捣绒，制成艾条、艾炷等，用以熏灸体表穴位，能温煦气血，透达经络，为温灸的主要原料。

【用法】 煎服，3～9g；外用适量。温经止血宜炒炭用，余生用。

炮 姜

炮姜苦涩其性温，归入脾经与肝经，

温通经络能止血，温中散寒止痛良。

【性能】 苦、涩，温。归脾、肝经。

【功用】

1. 温经止血——出血证。脾胃虚寒，脾不统血之出血病证，可单味应用，以米饮下；虚寒性吐血、便血，配人参、黄芪、附子；冲任虚寒，崩漏下血，配乌梅、棕榈炭。

2. 温中止痛——腹痛、腹泻。中寒水泻，以本品研末饮服；脾虚冷泻不止，配厚朴、附子；寒凝腹痛，配高良姜；产后血虚寒凝，小腹疼痛者，配当归、川芎、桃仁。

【用法】 煎服，3～9g。

灶心土

龙肝辛温归胃脾，止血温中之要药，

温胃止呕降呕逆，涩肠止泻功效齐。

【性能】 辛，温。归脾、胃经。

【功用】

1. 温中止血——出血证。灶心土为温经止血之要药。吐血、衄血，单以本品用水淘汁，和蜜服；便血属下焦寒损者，配干姜、阿胶、黄芩；脾气虚寒之大便下血、吐血、衄血、崩漏，配附子、白术、地黄。

2. 温胃止呕——胃寒呕吐。脾胃虚寒，胃气不降所致的呕吐，配干姜、半夏、白术；反胃呕吐，用本品研细，米饮送服；妊娠呕吐，以本品捣细，调水服。

3. 涩肠止泻——脾虚久泻。脾虚久泻，配附子、干姜、白术；胎前下痢，产后不止者，可以山楂、黑糖为丸，用本品煎汤代水送服。

【用法】 煎服，15～30g，布包，先煎；或 60～120g，煎汤代水；亦可入丸、散；外用适量。

第十二章 活血化瘀药

● 【含义】 凡以通利血脉、促进血行、消散瘀血为主要功效，用于治疗瘀血病证的药物，称活血化瘀药，或活血祛瘀药，简称活血药或化瘀药。其中活血作用较强者，又称破血药或逐瘀药。

● 【功用】 活血化瘀药适用于一切瘀血阻滞之证。如内科的胸、腹、头痛，痛如针刺，痛有定处及体内的癥瘕积聚、中风不遂、肢体麻木以及关节痹痛日久；伤科的跌仆损伤，瘀肿疼痛；外科的疮疡肿痛；妇科的月经不调、经闭、痛经、产后腹痛等。

● 【注意】 本类药物行散力强，易耗血动血，不宜用于妇女月经过多以及其他出血证无瘀血现象者；对于孕妇尤当慎用或忌用。

第一节 活血止痛药

【川 芎】

川芎辛温肝胆包，行气活血把经调，

化瘀祛风又止痛，妇科头痛皆要药。

【性能】 辛，温。归肝、胆、心包经。

【功用】

1. 活血行气——血瘀气滞痛证。川芎为"血中之气药"，对于心脉瘀阻之胸痹心痛，常与丹参、桂枝、檀香等同用；对于肝郁气滞之胁痛，常配柴胡、白芍、香附，如柴胡疏肝散（《景岳全书》）。

2. 化瘀调经——血瘀经闭、痛经、产后恶露不下。川芎"下调经水，中开郁结"，为妇科要药。用于血瘀经闭、痛经，常与赤芍、桃仁等同用；用治寒凝血瘀者，可配桂心、当归等；若治产后恶露不下，瘀阻腹痛，可配当归、桃仁、炮姜等。

3. 祛风止痛——头痛、风湿痹痛。川芎"上行头目"，为治头痛要药。风寒头痛，配羌活、细辛、白芷；风热头痛，配菊花、石膏、僵蚕；风湿头痛，配羌活、独活、防风；血虚头痛，配当归、白芍；血瘀头痛，可配赤芍、麝香。

4. 川芎可治风湿痹痛，常与独活、秦艽、防风、桂枝等药同用。

【用法】 煎服，3～10g。

【注意】 阴虚火旺、多汗、热盛及无瘀之出血证和孕妇均当慎用。

【 延胡索 】

元胡性味辛苦温，心肝脾经其归顺，

活血行气又止痛，一切痛证皆可用。

【性能】 辛、苦，温。归心、肝、脾经。

【功用】

活血、行气、止痛——用于气血瘀滞之痛证。其能"行血中之气滞,气中血滞,故能专治一身上下诸痛"。为常用的止痛药,无论何种痛证,均可配伍应用。心血瘀阻之胸痹心痛,常与丹参、桂枝、薤白、瓜蒌等药同用;配川楝子,可治热证胃痛;治寒证胃痛,可配桂枝(或肉桂)、高良姜;治气滞胃痛,可配香附、木香、砂仁;若治瘀血胃痛,可配丹参、五灵脂等药用。

【用法】 煎服,3~10g;研粉吞服,每次1~3g。

〖郁 金〗

郁金药性辛苦寒,论其归经心肝胆,

活血行气又清心,解郁凉血还利胆。

【性能】 辛、苦,寒。归肝、胆、心经。

【功用】

1. 活血止痛——气滞血瘀之胸、胁、腹痛。常与木香配伍,气郁倍木香,血瘀倍郁金;治肝郁气滞之胸胁刺痛,可配柴胡、白芍、香附等药。治心血瘀阻之胸痹心痛,可配瓜蒌、薤白、丹参等药。

2. 行气解郁——热病神昏、癫痫痰闭。用于痰浊蒙蔽心窍、热陷心包之神昏,可配伍石菖蒲、栀子;治癫痫痰闭之证,可配伍白矾以化痰开窍。

3. 清心凉血——吐血、衄血、倒经、尿血、血淋。用于气火上逆之吐血、衄血、倒经,可配生地黄、牡丹皮、栀子;用于热结下焦,伤及血络之尿血、血淋,可与生地黄、小蓟等药同用。

4.利胆退黄——肝胆湿热黄疸、胆石症。治湿热黄疸，配茵陈、栀子；配伍金钱草可治胆石症。

【用法】 煎服，5～10g；研末服，2～5g。

【注意】 畏丁香。

〖 姜 黄 〗

姜黄辛苦温肝脾，功能活血又行气，

通经止痛效果好，诸痛而痹用皆宜。

【性能】 辛、苦，温。归肝、脾经。

【功用】

1.活血行气——气滞血瘀所致的心、胸、胁、腹诸痛。治胸阳不振，心脉闭阻之心胸痛，可配当归、木香、乌药等药；治肝胃气滞寒凝之胸胁痛，可配枳壳、桂心、炙甘草。

2.通经止痛——风湿痹痛。姜黄尤长于行肢臂而除痹痛，常配羌活、防风、当归等药用。

此外，以本品配白芷、细辛为末外用可治牙痛和牙龈肿胀疼痛；配大黄、白芷、天花粉等外敷，可用于疮疡痈肿；单用本品外敷可用于皮癣痛痒。

【用法】 煎服，3～10g；外用适量。

【注意】 血虚无气滞血瘀者慎用，孕妇忌用。

〖 乳 香 〗

乳香性味辛苦温，亦归肝脾主归心，

行气活血又止痛，消肿生肌外伤用。

【性能】 辛、苦，温。归心、肝、脾经。

【功用】

1. 消肿生肌——跌打损伤、疮疡痈肿。乳香为外伤科要药。治跌打损伤，常配没药、血竭、红花；配没药、金银花、白芷、穿山甲等，可治疮疡肿毒初起之红肿热痛。

2. 活血行气止痛——气滞血瘀之痛证。乳香可用于一切气滞血瘀之痛证。《珍珠囊》谓其能"定诸经之痛"。治胃脘疼痛，可与没药、延胡索、香附同用；若治胸痹心痛，可配丹参、川芎；治痛经、经闭、产后瘀阻腹痛，常配当归、丹参、没药。

【用法】 煎服，3～5g，宜炒去油用；外用适量，生用或炒用，研末外敷。

【注意】 胃弱者慎用，孕妇及无瘀滞者忌用。

《没 药》

没药性味辛苦平，归心亦归肝脾经，
行气活血又止痛，消肿生肌外伤用。

【性能】 辛、苦，平。归心、肝、脾经。

【功用】

没药的功效主治与乳香相似。常与乳香相须为用，治疗跌打损伤、瘀滞疼痛、痈疽肿痛、疮疡溃后久不收口以及一切瘀滞痛证。区别在于乳香偏于行气、伸筋，治疗痹证多用；没药偏于散血化瘀，治疗血瘀气滞较重之胃痛多用。

【用法】 煎服，3～5g，外用适量。

【注意】 胃弱者慎用，孕妇及无瘀滞者忌用。

《五灵脂》

灵脂味苦咸甘温，归肝活血以止痛，

化瘀止血出血用，可用瘀滞一切痛。

【性能】 苦、咸、甘，温。归肝经。

【功用】

1. 活血止痛——瘀血阻滞之痛证。五灵脂为治疗瘀滞疼痛之要药，常与蒲黄相须为用。

2. 化瘀止血——瘀滞出血证。妇女崩漏经多，色紫多块，少腹刺痛，既可单味炒研末，温酒送服，又可配三七、蒲黄、生地黄等药。

【用法】 煎服，3～10g，宜包煎。

【注意】 血虚无瘀及孕妇慎用。"十九畏"认为人参畏五灵脂，一般不宜同用。

第二节　活血调经药

《丹　参》

丹参性味苦微寒，归经心包和心肝，

活血调经又止痛，凉血消痈能除烦。

【性能】 苦，微寒。归心、心包、肝经。

【功用】

1. 活血调经——月经不调、闭经痛经、产后瘀滞腹痛。丹参对血热瘀滞之证尤为相宜，可单用研末酒调服，亦常配川芎、当归、益母草等药；若配吴茱萸、肉桂等，可治寒凝血滞者。

2. 祛瘀止痛——血瘀心痛、脘腹疼痛、癥瘕积聚、跌打损伤及风湿痹证。治血脉瘀阻之胸痹心痛，脘腹疼痛，可配砂仁、檀香；治癥瘕积聚，可配三棱、莪术、鳖甲；治跌打损伤，肢体瘀血作痛，常与当归、乳香、没药同用。

3. 凉血消痈——疮痈肿毒。治乳痈初起，可与金银花、连翘等同用。

4. 除烦安神——热病烦躁神昏及心悸失眠。热病邪入心营之烦躁不寐，甚或神昏，可配生地黄、玄参、黄连、竹叶等；血不养心之失眠、心悸，常与生地黄、酸枣仁、柏子仁等同用。

【用法】　煎服，10～15g。活血化瘀宜酒制用。

【注意】　反藜芦。孕妇慎用。

【红 花】

红花辛温归心肝，活血通经止痛先，

经闭痛经及诸痛，跌损要药又化斑。

【性能】　辛，温。归心、肝经。

【功用】

1. 活血通经——血滞经闭、痛经、产后瘀滞腹痛、癥瘕积聚及瘀滞斑疹色暗。红花为活血祛瘀、通经止痛之要药，常与当归、川芎、桃仁等相须为用。治痛经，单用奏效，亦可配赤芍、延胡索、香附；治经闭，可配当归、赤芍、桃仁等；治产后瘀滞腹痛，可与荷叶、蒲黄、牡丹皮等配伍；治疗癥瘕积聚，常配三棱、莪术、香附。

2. 祛瘀止痛——胸痹心痛、血瘀腹痛、胁痛及跌打损伤、瘀滞肿痛。治胸痹心痛，常配桂枝、瓜蒌、丹参等药；治瘀滞腹痛，常与桃仁、川芎、牛膝等同用；治胁肋刺痛，可与桃仁、柴胡、大黄等同用。红花为治跌打损伤、瘀滞肿痛之要药，常配木香、苏木、乳香、没药等药，或制成红花油、红花酊涂擦。

此外，红花还可用于回乳、瘀阻头痛、眩晕、中风偏瘫、喉痹、目赤肿痛等证。

【用法】 煎服，3~10g；外用适量。

【注意】 孕妇忌用。有出血倾向者慎用。

〖桃 仁〗

桃仁苦甘平小毒，归经心肝与大肠，

活血祛瘀能润肠，止咳平喘需思量。

【性能】 苦、甘，平。有小毒。归心、肝、大肠经。

【功用】

1. 活血祛瘀——瘀血阻滞病证及肺痈、肠痈。治瘀血经闭、痛经，常与红花相须为用，并配当归、川芎、赤芍等；治产后瘀滞腹痛，常配炮姜、川芎等；治瘀血蓄积之癥瘕痞块，常配桂枝、牡丹皮、赤芍，或配三棱、莪术等药；治肺痈可配苇茎、冬瓜子等；治肠痈配大黄、牡丹皮等。

2. 润肠通便——肠燥便秘。常配当归、火麻仁、瓜蒌仁等。

3. 止咳平喘——咳嗽气喘。治咳嗽气喘，既可单用煮粥食用，又常与杏仁同用。

【用法】 煎服，5～10g，捣碎用；桃仁霜入汤剂宜包煎。

【注意】 孕妇忌用。便溏者慎用。本品有毒，不可过量。

益母草

益母味辛苦微寒，归经膀胱与心肝，

活血调经又利水，清热解毒效堪夸。

【性能】 辛、苦，微寒。归心、肝、膀胱经。

【功用】

1. 活血调经——血滞经闭、痛经、经行不畅、产后恶露不尽、瘀滞腹痛及跌打损伤。益母草为妇产科要药，故名益母。治血滞经闭、痛经、月经不调，可单用熬膏服，亦可配当归、丹参、川芎、赤芍等药；治产后恶露不尽、瘀滞腹痛，或难产、胎死腹中，既可单味煎汤或熬膏服用，亦可配当归、川芎、乳香等药；用于跌打损伤瘀痛，可与川芎、当归同用。

2. 利水消肿——水肿、小便不利。益母草尤宜用于水瘀互阻的水肿，可单用，亦可与白茅根、泽兰等同用。用于血热及瘀滞之血淋、尿血，可与车前子、石韦、木通同用。

3. 清热解毒——疮痈肿毒、皮肤瘾疹。

【用法】　9～30g，煎服；或熬膏，入丸剂；外用适量捣敷或煎汤外洗。

【注意】　无瘀滞及阴虚血少者忌用。

〖泽　兰〗

泽兰苦辛性微温，活血调经归肝脾，

祛瘀消痈治跌损，利水消肿水肿腹。

【性能】　苦、辛，微温。归肝、脾经。

【功用】

1. 活血调经——血瘀经闭、痛经、产后瘀滞腹痛。常配当归、川芎、香附等药。若血瘀而兼血虚者，则与当归、白芍等同用以活血补血。

2. 祛瘀消痈——跌打损伤、瘀肿疼痛及疮痈肿毒。治跌打损伤、瘀肿疼痛，可单用捣碎，亦可配当归、红花、桃仁等药；治胸胁损伤疼痛，常配丹参、郁金、延胡索等；治疮痈肿毒，可单用捣碎，亦可配金银花、黄连、赤芍等。

3. 利水消肿——水肿、腹水。

【用法】　煎服，6～12g。外用适量。

【注意】　血虚及无瘀滞者慎用。

〖牛　膝〗

牛膝苦甘酸性平，活血通经归肝肾，

补肝肾又强筋骨，利水通淋能下行。

【性能】　苦、甘、酸，平。归肝、肾经。

【功用】

1. 活血通经——瘀血阻滞之经闭、痛经、经行腹痛、胞衣不下及跌扑伤痛。治瘀阻经闭、痛经、月经不调、产后腹痛，常配当归、桃仁、红花；治胞衣不下，可与当归、瞿麦、冬葵子等同用；治跌打损伤、腰膝瘀痛，与续断、当归、乳香、没药等同用。

2. 补肝肾、强筋骨——腰膝酸痛、下肢痿软。用于肝肾亏虚之腰痛、腰膝酸软，可配杜仲、续断、补骨脂；用于痹痛日久、腰膝酸痛，常配独活、桑寄生等。若与苍术、黄柏同用，可治湿热成痿、足膝痿软。

3. 利水通淋——淋证、水肿、小便不利。治热淋、血淋、砂淋，常配冬葵子、瞿麦、车前子、滑石；治水肿、小便不利，常配地黄、泽泻、车前子。

4. 引火（血）下行——火热上炎、阴虚火旺之头痛、眩晕、齿痛、口舌生疮、吐血、衄血。治肝阳上亢之头痛眩晕，可与赭石、生牡蛎、生龟甲等配伍；治胃火上炎之齿龈肿痛、口舌生疮，可配地黄、石膏、知母等；治气火上逆，迫血妄行之吐血、衄血，可配白茅根、栀子、赭石。

【用法】　煎服，5～12g。活血通经、利水通淋、引火（血）下行宜生用；补肝肾、强筋骨宜酒制用。

【注意】　本品为动血之品，性专下行，孕妇及月经过多者忌服。中气下陷，脾虚泄泻，下元不固，多梦遗精者慎用。

〖鸡血藤〗

鸡血藤温苦微甘，归经肝肾性舒展，
行血补血又调经，舒筋活络效用仙。

【性能】 苦、微甘，温。归肝、肾经。

【功用】

1. 行血补血调经——月经不调、痛经、闭经。血瘀之月经不调、痛经、闭经，可配当归、川芎、香附；血虚之月经不调、痛经、闭经，则配当归、熟地黄、白芍。

2. 舒筋活络——风湿痹痛、手足麻木、肢体瘫痪及血虚萎黄。治风湿痹痛，肢体麻木，可配独活、威灵仙、桑寄生等药；治中风手足麻木，肢体瘫痪，常配黄芪、丹参、地龙等药；治血虚不养筋之肢体麻木及血虚萎黄，多配黄芪、当归等药。

【用法】 煎服，9～15g。或浸酒服，或熬膏服。

〖王不留行〗

王不留行性苦平，下乳消痈治乳痈，
活血通经归肝胃，利尿通淋诸淋用。

【性能】 苦、平。归肝、胃经。

【功用】

1. 活血通经——血瘀经闭、痛经、难产。经行不畅、痛经及经闭，常配当归、川芎、香附、红花等药。妇人难产，或胎死腹中，可配酸浆草、五灵脂、刘寄奴等药。

2. 下乳消痈——产后乳汁不下、乳痈肿痛。治疗产后乳汁不下，常与穿山甲等同用；用治乳痈肿痛，可配蒲公英、夏枯草、瓜蒌等。

3. 利尿通淋——热淋、血淋、石淋。治多种淋证，常与石韦、瞿麦、冬葵子等同用。

【用法】 煎服，5～10g；外用适量。

【注意】 孕妇慎用。

第三节　活血疗伤药

《 土鳖虫 》

土鳖咸寒有小毒，破血逐瘀归肝经，
续筋接骨为常用，跌损诸痛及闭经。

【性能】 咸，寒。有小毒。归肝经。

【功用】

1. 续筋接骨——跌打损伤、筋伤骨折、瘀肿疼痛。本药尤多用于骨折筋伤，瘀血肿痛。可单用研末调敷，或研末黄酒冲服；临床常与自然铜、骨碎补、乳香等同用；骨折筋伤后期，筋骨软弱，常配续断、杜仲等药。

2. 破血逐瘀——血瘀经闭、产后瘀滞腹痛、积聚痞块。治血瘀经闭，产后瘀滞腹痛，常与大黄、桃仁等同用；治干血成劳，经闭腹满，肌肤甲错者，则配大黄、水蛭等。

【用法】 煎服，3～10g；研末服，1～1.5g，黄酒送服；外用适量。

【注意】 孕妇忌服。

《马钱子》

马钱性味寒且苦，经归肝脾有大毒，

散结消肿治跌损，通络止痛顽痹宜。

【性能】 苦，寒。有大毒。归肝、脾经。

【功用】

1. 散结消肿——跌打损伤、骨折肿痛及痈疽疮毒、咽喉肿痛。治跌打损伤，骨折肿痛，可配麻黄、乳香、没药；亦可与穿山甲等同用。治痈疽疮毒，多作外用，单用即效。治喉痹肿痛，可配青木香、山豆根等份为末吹喉。

2. 通络止痛——风湿顽痹、麻木瘫痪。单用有效，亦可配麻黄、乳香、全蝎等为丸服；或配甘草用。

【用法】 0.3～0.6g，炮制后入丸、散用。外用适量，研末调涂。

【注意】 内服不宜生用及多服久服。本品所含有毒成分能被皮肤吸收，故外用亦不宜大面积涂敷。孕妇禁用，体虚者忌用。

《自然铜》

自然铜性味辛平，散瘀止痛归肝经，

接骨疗伤治跌损，骨折筋断用之行。

【性能】 辛，平。归肝经。

【功用】

散瘀止痛、接骨疗伤——跌打损伤、骨折筋断、瘀肿疼痛。本品为伤科要药，外敷、内服均可。配苏木、乳香、没药、血竭等，可治跌打伤痛。

【用法】 煎服，3～9g；入丸、散及醋淬研末服，每次 0.3g；外用适量。

【注意】 不宜久服。凡阴虚火旺，血虚无瘀者慎用。

〖骨碎补〗

骨碎补性味苦温，论其归经为肝肾，

活血续伤治骨碎，补肾强骨肾虚宜。

【性能】 苦，温。归肝、肾经。

【功用】

1. 活血续伤——跌打损伤或创伤、筋骨损伤、瘀滞肿痛。治跌扑损伤，可单用本品浸酒服并外敷，亦可水煎服，或配没药、自然铜等。

2. 补肾强骨——肾虚腰痛脚弱、耳鸣耳聋、牙痛、久泄。治肾虚腰痛脚弱，配补骨脂、牛膝；治肾虚耳鸣、耳聋、牙痛，配熟地黄、山茱萸等；治肾虚久泻，既可单用，亦可配补骨脂、益智仁、吴茱萸等同用，以加强温肾暖脾止泻之效。

此外，本品还可用于斑脱、白癜风等病的治疗。

【用法】 煎服，3～9g；外用适量，研末调敷或鲜品捣敷，亦可浸酒擦患处。

【注意】 阴虚火旺，血虚风燥者慎用。

〖血　竭〗

血竭性味甘咸平，活血定痛归肝经，

化瘀止血外伤用，敛疮生肌其效能。

【性能】 甘、咸，平。归肝经。

【功用】

1. 活血定痛——跌打损伤、瘀滞心腹疼痛。治跌打损伤，筋骨疼痛，常配乳香、没药、儿茶等药；治产后瘀滞腹痛、痛经、经闭及其他瘀血心腹刺痛，配当归、莪术、三棱等。

2. 化瘀止血——外伤出血。用治外伤出血、血痔肠风，既可单用研末外敷患处，亦可配儿茶、乳香、没药等。

3. 敛疮生肌——疮疡不敛。可单用本品研末外敷，亦可配乳香、没药等。

【用法】 内服：多入丸、散，研末服，每次 1～2g；外用适量，研末外敷。

【注意】 无瘀血者不宜用，孕妇及月经期患者忌用。

第四节　破血消癥药

〖 莪 术 〗

莪术性味辛苦温，破血行气归肝脾，
气血瘀滞诸般痛，消积止痛用之宜。

【性能】 辛、苦，温。归肝、脾经。

【功用】

1. 破血行气——气滞血瘀所致癥瘕积聚、经闭及心腹瘀痛。常与三棱相须为用。

2. 消积止痛——食积脘腹胀痛。食积不化之脘腹胀痛，可配青皮、槟榔用；若配党参、茯苓、白术等补气健脾药，可治脾虚食积之脘腹胀痛。

此外，本品既破血祛瘀，又消肿止痛，可用于跌打损伤、瘀肿疼痛。

【用法】 煎服，6～9g。醋制后可加强祛瘀止痛作用。外用适量。

【注意】 孕妇及月经过多者忌用。

《三　棱》

三棱性味辛苦平，破血行气肝脾经，
气血瘀滞诸般痛，莪术破气血三棱。

【性能】 辛、苦，平。归肝、脾经。

【功用】

所治病证与莪术基本相同，常相须为用。然三棱偏于破血，莪术偏于破气。

【用法】 煎服，5～10g。醋制后可加强祛瘀止痛作用。

【注意】 孕妇及月经过多者忌用。

《水　蛭》

水蛭性味咸苦平，归经为肝有小毒，
通经消癥癥瘕闭，破血逐瘀跌损用。

【性能】 咸、苦，平。有小毒。归肝经。

【功用】

1. 破血通经——血瘀经闭、癥瘕积聚。常与䗪虫相须为用，也常配三棱、莪术、桃仁、红花等药。

2. 逐瘀消癥——跌打损伤、心腹疼痛。跌打损伤可配苏木、自然铜等药；治瘀血内阻，心腹疼痛，大便不通，则配大黄、牵牛子。

【用法】 煎服，1～3g；研末服，0.3g。以入丸、散或研末服为宜。或以鲜活者放置于瘀肿局部吸血消瘀。

【注意】 孕妇禁用，月经过多者忌用。

〖 穿山甲 〗

山甲味咸而微寒，归于肝胃通经先，

活血消癥能下乳，消肿排脓为要药。

【性能】 咸，微寒。归肝、胃经。

【功用】

1. 活血消癥——癥瘕、经闭。治疗癥瘕，可配鳖甲、大黄、赤芍等药；治疗血瘀经闭，可配当归、红花、桃仁。

2. 通经——风湿痹痛、中风瘫痪。治风湿痹痛，常配川芎、羌活、白花蛇等药；治中风瘫痪，可配川乌等研末调敷。

3. 下乳——产后乳汁不下。穿山甲是治疗产后乳汁不下之要药。可单用研末，以酒冲服；临床常与王不留行、木通、黄芪同用。若配黄芪、党参、当归、白芍等补益气血之品，可治气血虚少之乳汁稀少；若配当归、柴胡、川芎等，可治因肝气郁滞而致乳汁不下、乳房胀痛。

4. 消肿排脓——痈肿疮毒、瘰疬。穿山甲为治疗疮疡肿痛之要药。疮痈初起，常配金银花、天花粉、皂角刺等以清热解毒、活血消痈；治疮痈脓成未溃，则配黄芪、当归、皂角刺以托毒排脓；治瘰疬，可配夏枯草、贝母、玄参以散结消瘰。

【用法】 煎服，5～10g；研末吞服，每次1～1.5g。

【注意】 孕妇慎用。痈肿已溃者忌用。

第十三章 化痰止咳平喘药

● 【含义】 凡能祛痰或消痰，以治疗"痰证"为主要作用的药物，称化痰药；以制止或减轻咳嗽和喘息为主要作用的药物，称止咳平喘药。

● 【功用】 化痰药主治痰证。止咳平喘药用于外感、内伤所致的各种咳嗽和喘息。此外，癫痫、惊厥、眩晕、昏迷、痰核、瘰疬、瘿瘤、阴疽流注等均可配伍使用。

● 【注意】 某些温燥之性强烈的刺激性化痰药，凡痰中带血等有出血倾向者及麻疹初起有表邪之咳嗽不宜使用。

第一节 温化寒痰药

〖半 夏〗

半夏辛温脾胃肺，止呕祛痰降气灵，
湿痰气逆腹胀痛，以及诸般呕吐症。

【性能】 辛，温；有毒。归脾、胃、肺经。

【功用】

1. 燥湿化痰——湿痰证、寒痰证。半夏为燥湿化痰、温化寒痰之要药。常配陈皮、茯苓。

2. 降逆止呕——呕吐。半夏为止呕要药，常配生姜。

3. 消痞——心下痞、结胸、梅核气。治痰热阻滞致心下痞满者，常配干姜、黄连、黄芩；若配瓜蒌、黄连，可治痰热结胸；治梅核气，配紫苏、厚朴、茯苓等。

4. 外用消肿止痛散结——瘿瘤、痰核、痈疽肿毒及毒蛇咬伤。

【用法】 煎服，3～9g，一般宜制过用。

【注意】 反乌头。其性温燥，阴虚燥咳、血证、热痰、燥痰应慎用。

〖 天南星 〗

南星辛温脾肺肝，镇痉止痛祛顽痰，

中风麻痹痰气逆，胸痛痉挛与癫痫。

【性能】 苦、辛，温；有毒。归肺、肝、脾经。

【功用】

1. 燥湿化痰——湿痰证、寒痰证。常与半夏相须为用。

2. 祛风解痉——风痰眩晕、中风、癫痫、破伤风。治风痰眩晕，配半夏、天麻等；治风痰留滞经络，配半夏、川乌、白附子等；治破伤风角弓反张，配白附子、天麻、防风等；治癫痫，与半夏、全蝎、僵蚕等同用。

3. 外用散结消肿——痈疽肿痛、蛇虫咬伤。

【用法】 煎服，3～9g，多制用；外用适量。

【注意】 阴虚燥痰及孕妇忌用。

【禹白附】

白附有毒辛甘温，归于胃肝能止痛，
祛风止痉治中风，解毒散结外伤用。

【性能】 辛、甘，温。有毒。归胃、肝经。

【功用】

1. 祛风痰止痉——中风痰壅、口眼㖞斜、惊风癫痫、破伤风。治中风口眼㖞斜，常配全蝎、僵蚕；治风痰壅盛之惊风、癫痫，常配半夏、天南星；治破伤风，配防风、天麻、天南星等药。

2. 止痛——痰厥头痛、眩晕。治痰厥头痛、眩晕，常配半夏、天南星；治偏头风痛，可与白芷配伍。

3. 解毒散结——瘰疬痰核、毒蛇咬伤。

【用法】 煎服，3～6g；研末服，0.5～1g，宜炮制后用；外用适量。

【注意】 本品辛温燥烈，阴虚血虚动风或热盛动风者、孕妇均不宜用。生品一般不内服。

【白芥子】

白芥辛温肺胃经，利气豁痰消肿痛，
寒痰喘咳与悬饮，胸胁满闷阴疽用。

【性能】 辛，温。归肺、胃经。

【功用】

1. 温肺化痰、利气——寒痰喘咳、悬饮。治寒痰壅肺，咳喘胸闷，痰多难咳，配紫苏子、莱菔子；悬饮咳喘、胸满胁痛者，可配甘遂、大戟等。

2. 散结消肿——阴疽流注、肢体麻木、关节肿痛。治痰湿流注所致的阴疽肿毒，常配鹿角胶、肉桂、熟地黄等药；若治痰湿阻滞经络之肢体麻木或关节肿痛，可配马钱子、没药等。

【用法】 煎服，3～9g；外用适量，研末调敷，或作发泡用。

【注意】 本品辛温走散，耗气伤阴，久咳肺虚及阴虚火旺者忌用；消化道溃疡、出血者及皮肤过敏者忌用。用量不宜过大。

旋覆花

旋覆苦辛咸微温，归经肺胃止呃逆，
降气行水又化痰，呃噫痰喘用之宜。

【性能】 苦、辛、咸，微温。归肺、胃经。

【功用】

1. 降气行水化痰——咳喘痰多、痰饮蓄结、胸膈痞满。治寒痰咳喘，常配紫苏子、半夏；若属痰热者，则需配桑白皮、瓜蒌以清热化痰；若顽痰胶结，胸中满闷者，则配海浮石、海蛤壳等以化痰软坚。

2. 降逆止呕——噫气、呕吐。治痰浊中阻，胃气上逆而噫气呕吐，胃脘痞鞭者，配赭石、半夏、生姜。

此外，本品配香附等，还可治气血不和之胸胁痛。

【用法】 煎服，3～9g；布包。

【注意】 阴虚劳嗽，津伤燥咳者忌用。又因本品有绒毛，易刺激咽喉作痒而致呛咳呕吐，故需布包入煎。

〖白　前〗

白前辛温苦肺经，镇咳祛痰降气灵，

各种咳嗽气逆喘，更兼痰饮胸闷膨。

【性能】　辛、苦，微温。归肺经。

【功用】

降气化痰——咳嗽痰多、气喘。无论属寒属热，外感内伤，新嗽久咳均可用之，尤以痰湿或寒痰阻肺，肺气失降者为宜。治外感风寒咳嗽，咳痰不爽者，配荆芥、桔梗；若咳喘浮肿，喉中痰鸣，不能平卧，则配紫菀、半夏、大戟等；配桑白皮、葶苈子等同用，可治内伤肺热咳喘；与黄芪、沙参等配伍，可治疗久咳肺气阴两虚者。

【用法】　煎服，3～10g；或入丸、散。

第二节　清化热痰药

〖川贝母〗

川贝苦甘性微寒，归肺心经化热痰，

润肺化痰治劳嗽，散结消肿瘰疬痤。

【性能】　苦、甘，微寒。归肺、心经。

【功用】

1. 润肺化痰、清热止咳——虚劳咳嗽、肺热燥咳。川贝母尤宜于内伤久咳、燥痰、热痰之证。治肺阴虚劳嗽，久咳有痰者，常配沙参、麦冬等；治肺热、肺燥咳嗽，常配知母。

2. 散结消肿——瘰疬、乳痈、肺痈。治痰火郁结之瘰疬，常配玄参、牡蛎等；治热毒壅结之乳痈、肺痈，常配蒲公英、鱼腥草等。

【用法】 煎服，3~10g；研末服，1~2g。

【注意】 反乌头。脾胃虚寒及有湿痰者不宜用。

浙贝母

浙贝苦寒归肺心，清热化痰热咳金，
散结消痈瘰疬用，瘿瘤乳肺痈俱行。

【性能】 苦，寒。归肺、心经。

【功用】

1. 清热化痰——风热、痰热咳嗽。本品功似川贝母而偏苦泄，长于清化热痰、降泄肺气。浙贝母多用于治风热咳嗽及痰热郁肺之咳嗽，前者常配桑叶、牛蒡子，后者多配瓜蒌、知母等。

2. 散结消痈——瘰疬、瘿瘤、乳痈疮毒、肺痈。本品苦泄清解热毒，化痰散结消痈，治痰火瘰疬结核，可配玄参、牡蛎等，如消瘰丸（《医学心悟》）；治瘿瘤，配海藻、昆布；治疮毒乳痈，多配连翘、蒲公英等，内服、外用均可；治肺痈咳吐脓血，常配鱼腥草、芦根、桃仁等。

【用法】 煎服，5~10g。

【注意】 反乌头。脾胃虚寒及有湿痰者不宜用。

瓜 蒌

瓜蒌甘寒肺胃肠，清热镇咳祛痰爽，

痰结胸痹久咳嗽，内热肺燥痈肿疮。

【性能】 甘、微苦，寒。归肺、胃、大肠经。

【功用】

1. 清热化痰——痰热咳喘。治痰热阻肺，咳嗽痰黄，质稠难咳，胸膈痞满者，可配黄芩、胆南星、枳实等。治燥热伤肺，干咳无痰或痰少质黏，咳吐不利者，则配川贝母、天花粉、桔梗等。

2. 宽胸利气——胸痹、结胸。治痰气互结，胸阳不通之胸痹疼痛，不得卧者，常配薤白、半夏同用。治痰热结胸，胸膈痞满，按之则痛者，则配黄连、半夏。

3. 清热散结——肺痈、肠痈、乳痈。治肺痈，配鱼腥草、芦根等；治肠痈，配败酱草、红藤等；治乳痈初起，配当归、乳香、没药。

4. 润肠通便——肠燥便秘。配火麻仁、郁李仁、生地黄。

【用法】 煎服，全瓜蒌9～15g，瓜蒌皮6～10g，瓜蒌仁（打碎入煎）9～15g。

【注意】 本品甘寒而滑，脾虚便溏者及寒痰、湿痰证忌用。反乌头。

竹 茹

竹茹微寒甘肺胃，清热化痰肺热咳，

除烦止呕热呕用，妊娠恶阻心烦配。

【性能】 甘，微寒。归肺、胃经。

【功用】

1. 清热化痰——痰热、肺热咳嗽及痰热心烦不寐。治肺热咳嗽，痰黄稠者，常配瓜蒌、桑白皮等；治痰火内扰，胸闷痰多，心烦不寐者，常配枳实、半夏、茯苓。

2. 除烦止呕——胃热呕吐、妊娠恶阻。竹茹为治热性呕逆之要药，常配黄连、黄芩、生姜等药。治胎热之恶阻呕逆，常配枇杷叶、陈皮等。

此外，本品还有凉血止血作用，可用于吐血、衄血、崩漏等。

【用法】 煎服，5～10g。生用清化痰热，姜汁制用止呕。

《竹 沥》

竹沥甘寒肺肝心，解热镇惊祛痰饮，

热痰壅胸燥咳嗽，风痉癫狂躁烦闷。

【性能】 甘，寒。归心、肺、肝经。

【功用】

1. 清热豁痰——痰热咳喘。竹沥治痰热咳喘、痰稠难咳、顽疾胶结者最宜，常配半夏、黄芩等。

2. 定惊利窍——中风痰迷、惊痫癫狂。治中风口噤，《备急千金要方》以本品配姜汁饮之；治小儿惊风，常配胆南星、牛黄等药。

【用法】 内服30～50g，冲服。本品不能久藏，但可熬膏瓶储，称竹沥膏；近年用安瓿瓶密封装置，可以久藏。

【注意】 本品性寒滑，对寒痰及便溏者忌用。

〖 天竺黄 〗

竺黄甘寒心肝经，解热镇咳祛痰壅，

惊痫抽搐烦不眠，中风痰热咳喘用。

【性能】 甘，寒。归心、肝经。

【功用】

1. 清心定惊——小儿惊风、中风癫痫、热病神昏。本品清化热痰、清心定惊之功与竹沥相似而无寒滑之弊。治小儿痰热惊风，常配麝香、胆南星、朱砂等；治中风痰壅、痰热癫痫等，常配黄连、石菖蒲、郁金等；治热病神昏谵语，可配牛黄、连翘、竹叶卷心等。

2. 清热化痰——痰热咳喘。用本品清热化痰，常配瓜蒌、贝母、桑白皮等药。

【用法】 煎服，3～9g；研粉冲服，每次0.6～1g。

〖 前 胡 〗

前胡苦辛寒肺经，解热镇咳止疼痛，

感冒发热咳嗽喘，气逆头痛胸闷膨。

【性能】 苦、辛，微寒。归肺经。

【功用】

1. 清热降气化痰——痰热咳喘。咳喘胸满，咳痰黄稠量多，常配杏仁、桑白皮、贝母；因本品寒性不大，亦可用于湿痰、寒痰证，常与白前相须为用。

2. 疏散风热——风热咳嗽。治外感风热，身热头痛，咳嗽痰多，常配桑叶、牛蒡子、桔梗等；配辛温发散、宣肺之品如荆芥、紫苏等，也可治风寒咳嗽。

【用法】　煎服，3～10g；或入丸、散。

桔　梗

桔梗苦辛平肺经，解热镇咳祛痰脓，

咳嗽痰多与肺痈，咽喉肿痛失音用。

【性能】　苦、辛，平。归肺经。

【功用】

1. 宣肺祛痰——咳嗽痰多、胸闷不畅。不论风寒、风热均可应用：风寒者，配紫苏、杏仁；风热者，配桑叶、菊花、杏仁。治痰滞胸痞，常配枳壳用。

2. 利咽——咽喉肿痛、失音。外邪犯肺，咽痛失音者，常配甘草、牛蒡子。治咽喉肿痛，热毒盛者，可配射干、马勃、板蓝根。

3. 排脓——肺痈吐脓。治肺痈咳嗽胸痛，咳痰腥臭者，可配甘草、鱼腥草、冬瓜子。

此外，本品又可宣开肺气而通二便，用治癃闭、便秘。

【用法】　煎服，3～10g；或入丸、散。

【注意】　本品性升散，凡气机上逆、呕吐、呛咳、眩晕、阴虚火旺咳血等不宜用，胃、十二指肠溃疡者慎服。用量过大易致恶心呕吐。

〖 胖大海 〗

大海甘寒肺大肠，镇咳祛痰清热良，
痰热蕴结燥火咳，咽喉疼痛龈肿胀。

【性能】 甘，寒。归肺、大肠经。

【功用】

1. 清肺化痰、利咽开音——用于肺热声哑、咽喉疼痛、咳嗽等。本品甘寒质轻，能清宣肺气、化痰利咽开音，常单味泡服，亦可配桔梗、甘草等同用。

2. 润肠通便——用于燥热便秘、头痛目赤。本品能润肠通便、清泄火热，可单味泡服，或配清热泻下药以增强药效。

【用法】 2～3枚，沸水泡服或煎服。

〖 海 藻 〗

海藻咸寒归肾肝，泄热利尿能软坚，
瘿瘤瘰疬肿胀痛，痰饮水肿用之痊。

【性能】 咸，寒。归肝、肾经。

【功用】

1. 消痰软坚——瘿瘤、瘰疬、睾丸肿痛。治瘿瘤，常配昆布、贝母；治瘰疬，常与夏枯草、玄参、连翘等同用；治睾丸肿胀疼痛，配橘核、昆布、川楝子。

2. 利水消肿——痰饮水肿。单用力薄，多与茯苓、猪苓、泽泻等利湿药同用。

【用法】 煎服，6～12g。

【注意】 传统认为本药反甘草，但临床也每有配伍同用者。

〖昆 布〗

昆布咸寒归肾肝，泄热利尿能软坚，
瘿瘤瘰疬肿胀痛，痰饮水肿用之痊。

【性能】 咸，寒。归肝、肾经。
【功用】 同海藻，常与海藻相须而用。
【用法】 煎服，6～12g。

第三节 止咳平喘药

〖苦杏仁〗

杏仁味苦性微温，小毒归肺大肠经，
止咳平喘治喘嗽，润肠通便燥秘用。

【性能】 苦，微温。有小毒。归肺、大肠经。
【功用】

1. 止咳平喘——咳嗽气喘。本品为治咳喘之要药，随证配伍可治多种咳喘病证。如风寒咳喘，胸闷气逆，配麻黄、甘草；若风热咳嗽，发热汗出，配桑叶、菊花；若燥热咳嗽，痰少难咳，配桑叶、贝母、沙参；肺热咳喘，配石膏。

2. 润肠通便——肠燥便秘。本品质润多脂，味苦而下气，故能润肠通便。常配柏子仁、郁李仁。

此外，本品外用可治蛲虫病、外阴瘙痒。

【用法】 煎服，5～10g，宜打碎入煎；或入丸、散。

【注意】 阴虚咳喘及大便溏泄者忌用。本品有小毒，用量不宜过大；婴儿慎用。

紫苏子

苏子辛温肺大肠，降气化痰咳喘痰，

止咳平喘兼润肠，肠燥便秘服之良。

【性能】 辛，温。归肺、大肠经。

【功用】

1. 降气化痰、止咳平喘——咳喘痰多。治痰壅气逆，咳嗽气喘，痰多胸痞，甚则不能平卧之证，常配白芥子、莱菔子。若上盛下虚之久咳痰喘，则配肉桂、当归、厚朴等。

2. 润肠通便——肠燥便秘。常配杏仁、火麻仁、瓜蒌仁。

【用法】 煎服，3～10g；煮粥食或入丸、散。

【注意】 阴虚喘咳及脾虚便溏者慎用。

百　部

百部甘苦性微温，润肺止咳归肺经，

杀虫灭虱治蛲虫，各类咳嗽效用行。

【性能】 甘、苦，微温。归肺经。

【功用】

1. 润肺止咳——新久咳嗽、百日咳、肺痨咳嗽。本品无论外感、内伤、暴咳、久嗽，皆可用之。可单用或配伍应用。治风寒咳嗽，配荆芥、桔梗、紫菀；久咳不已，气阴两虚者，则配黄芪、沙参、麦冬；治肺痨咳嗽，阴虚者，常配沙参、麦冬、川贝母。

2. 杀虫灭虱——蛲虫、阴道滴虫、头虱及疥癣等。本品多用治蛲虫病，以本品浓煎，睡前保留灌肠；治阴道滴虫，可单用，或配蛇床子、苦参等煎汤坐浴外洗。

【用法】 煎服，5～9g；外用适量。久咳虚嗽宜蜜制用。

【 紫 菀 】

紫菀苦辛甘微温，润肺化痰归肺经，

止咳能治咳兼痰，各类咳嗽皆可用。

【性能】 苦、辛、甘，微温。归肺经。

【功用】

润肺化痰止咳——咳嗽有痰。本品对咳嗽之证，无论外感、内伤及病程长短、寒热虚实，皆可用之。如风寒犯肺，咳嗽咽痒，咳痰不爽，配荆芥、桔梗、百部；若治阴虚劳嗽，痰中带血，则配阿胶、贝母。

此外，本品还可用于肺痈、胸痹及小便不通等证，盖取其开宣肺气之力。

【用法】 煎服，5～10g。外感暴咳生用，肺虚久咳蜜制用。

【 款冬花 】

款冬辛温苦肺经，健胃镇咳祛痰灵，

气逆咳嗽喘口渴，喉痹肺痈吐血脓。

【性能】　辛、微苦，温。归肺经。

【功用】

润肺下气、止咳化痰——咳喘。咳嗽偏寒，可与干姜、紫菀、五味子同用。治肺热咳喘，则配知母、桑叶、川贝母；若配人参、黄芪，可治肺气虚弱，咳嗽不已；若治阴虚燥咳，则配沙参、麦冬；喘咳日久，痰中带血，常配百合；肺痈咳吐脓痰者，也可配桔梗、薏苡仁等。

【用法】　煎服，5～10g。外感暴咳宜生用，内伤久咳宜制用。

》马兜铃《

兜铃苦寒肺大肠，镇咳定喘疗疮疡，
吐血失音咳嗽喘，痔瘘出血肛肿胀。

【性能】　苦、微辛，寒。归肺、大肠经。

【功用】

1. 清肺化痰、止咳平喘——肺热咳喘。热郁于肺，肺失肃降，发为咳嗽痰喘，常配桑白皮、黄芩、枇杷叶等；治肺虚火盛，喘咳咽干，或痰中带血者，则配阿胶等。

2. 清肠消痔——痔疮肿痛或出血。治痔疮肿痛或出血，常配生地黄、白术等药内服，也可配地榆、槐角煎汤熏洗患处。

此外，本品又能清热平肝降血压而治高血压病之肝阳上亢者。

【用法】 煎服，3～9g；外用适量，煎汤熏洗。一般生用，肺虚久咳制用。

【注意】 用量不宜过大，以免引起呕吐。虚寒喘咳及脾虚便溏者禁服，胃弱者慎服。

枇杷叶

把叶味苦性微寒，归经肺胃止咳先，
清肺降逆又止呕，咳逆热哕用之瘥。

【性能】 苦，微寒。归肺、胃经。

【功用】

1. 清肺止咳——肺热咳嗽、气逆喘急。可单用，制膏服用，或与黄芩、桑白皮、栀子等同用；治燥热咳喘，咳痰不爽，口干舌红者，宜配桑叶、麦冬、阿胶。

2. 降逆止呕——胃热呕吐、呃逆。常配陈皮、竹茹等。

【用法】 煎服，6～10g。止咳宜制用，止呕宜生用。

桑白皮

桑皮甘寒归肺经，镇咳祛痰利尿行，
热渴腹满二便秘，咳嗽肿胀皆对症。

【性能】 甘，寒。归肺经。

【功用】

1. 泻肺平喘——肺热咳喘。治肺热咳喘，常配地骨皮；若水饮停肺，胀满喘急，可配麻黄、杏仁、葶苈子；治肺虚有热而咳喘气短、潮热、盗汗者，可与人参、五味子、熟地黄配伍。

2. 利水消肿——水肿。全身水肿，面目肌肤浮肿，胀满喘急，小便不利者，常配茯苓皮、大腹皮、陈皮。

此外，本品还有清肝降压止血之功，可治衄血、咯血及肝阳肝火偏旺之高血压。

【用法】 煎服，6～12g。泻肺利水，平肝清火宜生用；肺虚咳嗽宜蜜制用。

【 葶苈子 】

葶苈苦辛大寒用，归经肺与膀胱经，
泻肺平喘治喘咳，利水消肿水道通。

【性能】 苦、辛，大寒。归肺、膀胱经。

【功用】

1. 泻肺平喘——痰涎壅盛、喘息不得平卧。本品专泻肺中水饮及痰火。常佐大枣以缓其性。还常配紫苏子、桑白皮、杏仁等。

2. 利水消肿——水肿、悬饮、胸腹积水、小便不利。治腹水肿满属湿热蕴阻者，配防己、椒目、大黄；治结胸、胸水、腹水肿满，配杏仁、大黄、芒硝。

【用法】 煎服，3～10g；研末服，3～6g。

【 白 果 】

白果甘苦涩性平，论其有毒归肺经，
敛肺化痰定咳喘，止带缩尿固涩用。

【性能】 甘、苦、涩，平。有毒。归肺经。

【功用】

1. 敛肺化痰定喘——哮喘痰嗽。治寒喘由风寒之邪引发者，配麻黄；如肺肾两虚之虚喘，配五味子、胡桃肉；若外感风寒之内有蕴热而喘者，则配麻黄、黄芩。

2. 止带缩尿——带下、白浊、尿频、遗尿。治妇女带下，属脾肾亏虚，色清质稀者最宜，常配山药、莲子；若属湿热带下，色黄腥臭者，也可配黄柏、车前子。治小便白浊，可单用或与萆薢、益智仁同用；遗精、尿频、遗尿，常配熟地黄、山茱萸（山萸肉）、覆盆子等，以补肾固涩。

【用法】 煎服，5～10g，捣碎。

【注意】 本品有毒，不可多用，小儿尤当注意。过食白果可致中毒，出现腹痛、吐泻、发热、发绀以及昏迷、抽搐，严重者可致呼吸麻痹而死亡。

第十四章　安神药

- 【含义】　凡以安定神志、治疗心神不宁病证为主的药物，称安神药。
- 【功用】　安神药主要用治心神不宁的心悸怔忡，失眠多梦；亦可作为惊风、癫狂等病证的辅助药物。部分安神药又可用治热毒疮肿、肝阳眩晕、自汗盗汗、肠燥便秘、痰多咳喘等证。
- 【注意】　本类药物多属对症治标之品，只宜暂用，不可久服，应中病即止。矿石类安神药，如作丸、散剂服时，需配伍养胃健脾之品，以免伤胃耗气。

第一节　重镇安神药

〖朱　砂〗

朱砂甘寒毒归心，安神定惊止心悸，
惊痫癫狂诸恶疮，健忘失眠心怔忡。

【性能】　甘，微寒。有毒。归心经。

【功用】

1. 安神——心神不宁、心悸、失眠。治心火亢盛，内扰神明之心神不宁、惊悸怔忡、烦躁不眠者，宜与黄连、栀子、磁石、麦冬等合用；与当归、生地黄、炙甘草等同用，可治心火亢盛，阴血不足之失眠多梦、惊悸怔忡、心中烦热；阴血虚者，还可与酸枣仁、柏子仁、当归等配伍。

2. 镇惊——惊风、癫痫。治温热病热入心包或痰热内闭所致的高热烦躁、神昏谵语、惊厥抽搐者，常与牛黄、麝香同用；治小儿惊风，常与牛黄、全蝎、钩藤配伍；用治癫痫猝昏抽搐，常与磁石同用。

3. 清心解毒——疮疡肿毒、咽喉肿痛、口舌生疮。治疮疡肿毒，常与雄黄、山慈菇、大戟等同用；若咽喉肿痛，口舌生疮，可配冰片、硼砂外用。

【用法】 内服，只宜入丸、散服，每次0.1～0.5g，不宜入煎剂；外用适量。

【注意】 本品有毒，内服不可过量或持续服用，孕妇及肝功能不全者禁服。入药只宜生用，忌火煅。

磁 石

磁石咸寒心肾肝，安神镇惊疗癫痫，
心悸失眠耳鸣聋，肾虚目暗热烦满。

【性能】 咸，寒。归心、肝、肾经。

【功用】

1. 镇惊安神——心神不宁、惊悸、失眠、癫痫。治肾虚肝旺，肝火上炎，扰动心神或惊恐气乱，神不守舍所致的心神不宁、惊悸、失眠及癫痫，常与朱砂、神曲同用。

2. 平肝潜阳——头晕目眩。常与石决明、珍珠、牡蛎等平肝潜阳药同用。

3. 聪耳明目——耳鸣耳聋、视物昏花。用治肾虚耳鸣、耳聋，多配熟地黄、山茱萸、山药。用治肝肾不足，目暗不明，视物昏花者，多配枸杞子、女贞子、菊花。

4. 纳气平喘——肾虚气喘。常与五味子、胡桃肉、蛤蚧等同用。

【用法】 煎服，9～30g，宜打碎先煎；入丸、散，每次1～3g。

【注意】 因吞服后不易消化，如入丸、散，不可多服，脾胃虚弱者慎用。

龙 骨

龙骨甘平心肾肝，固精涩肠镇惊痫，
心悸失眠头眩晕，遗精崩带自盗汗。

【性能】 甘、涩，平。归心、肝、肾经。

【功用】

1. 镇惊安神——心神不宁、心悸失眠、惊痫癫狂。治心神不宁、心悸失眠、健忘多梦等症，可与石菖蒲、远志等同用，也可与酸枣仁、柏子仁、朱砂、琥珀等安神之品配伍；治疗痰热内盛，惊痫抽搐，癫狂发作者，需与牛黄、胆南星、羚羊角、钩藤等化痰、息风止痉之品配伍。

2. 平肝潜阳——肝阳眩晕。常配赭石、生牡蛎、生白芍。

3. 收敛固涩——滑脱诸证。

此外，本品亦可用于湿疮痒疹、疮疡久溃不敛。用治湿疮流水、阴汗瘙痒，常配伍牡蛎研粉外敷；若疮疡久溃不敛，常与枯矾等份共研细末，掺敷患处。

【用法】 煎服，15～30g，宜先煎；外用适量。镇静安神、平肝潜阳多生用，收敛固涩宜煅用。

【注意】 湿热积滞者不宜使用。

〖琥 珀〗

> 琥珀甘平膀心肝，利尿镇静解痉挛，
> 惊痫失眠月经闭，五淋尿难亦能痊。

【性能】 甘，平。归心、肝、膀胱经。

【功用】

1. 镇惊安神——心神不宁、心悸失眠、惊风、癫痫。治心神不宁、心悸失眠、健忘等症，常与石菖蒲、远志、茯神等同用；治心血亏虚，惊悸怔忡，夜卧不安，常与酸枣仁、人参、当归等同用；若治小儿惊风，可与天竺黄、茯苓、胆南星等同用。

2. 活血散瘀——痛经经闭、心腹刺痛、癥瘕积聚。治血瘀气阻之痛经经闭，可与当归、莪术、乌药同用；治血瘀经闭，与水蛭、虻虫、大黄配伍；若治心血瘀阻，胸痹心痛，常与三七同用，研末内服；治癥瘕积聚，可与三棱、鳖甲、大黄同用。

3. 利尿通淋——淋证、癃闭。

此外，本品亦可用于疮痈肿毒，内服能活血消肿，外用可生肌敛疮。

【用法】 研末冲服，或入丸、散，每次1.5～3g；外用适量。不入煎剂。忌火煅。

第二节　养心安神药

《酸枣仁》

枣仁甘平炒酸温，归入肝胆和心经，

虚烦不眠心怔忡，头眩口渴汗自淋。

【性能】 甘、酸，平。归心、肝、胆经。

【功用】

1. 养心益肝安神——心悸失眠。本品为养心安神要药。治心肝阴血亏虚，心失所养，神不守舍之心悸、怔忡、健忘、失眠、多梦、眩晕等症，常与当归、白芍、何首乌、龙眼肉等补血、补阴药配伍；治肝虚有热之虚烦不眠，常与知母、茯苓、川芎等同用；若心脾气血亏虚，惊悸不安，体倦失眠者，可以本品与黄芪、当归、党参等配伍应用；若心肾不足，阴亏血少，心悸失眠，健忘梦遗者，又当与麦冬、生地黄、远志等合用。

2. 敛汗——自汗、盗汗。可与五味子、山茱萸、黄芪同用。

此外，本品有敛阴生津止渴之功，还可用治伤津口渴咽干者，常与生地黄、麦冬、天花粉同用。

【用法】 煎服，10～15g。研末吞服，每次 1.5～2g。本品炒后质脆易碎，便于煎出有效成分，可增强疗效。

《柏子仁》

柏仁甘平心肾肠，补心益肾止盗汗，
心悸怔忡盗汗出，肾虚耳鸣烦不眠。

【性能】 甘，平。归心、肾、大肠经。

【功用】

1. 养心安神——心悸失眠。用于心阴不足，心血亏虚以致心神失养之心悸怔忡、虚烦不眠、头晕健忘等，常与人参、五味子、白术配伍；若治心肾不交之心悸不宁、心烦少寐、梦遗健忘，常以本品配伍麦冬、熟地黄、石菖蒲。

2. 润肠通便——肠燥便秘。常与郁李仁、松子仁、杏仁等同用。

此外，本品可滋补阴液，还可用治阴虚盗汗、小儿惊痫等。

【用法】 煎服，3～10g。大便溏者宜用柏子仁霜代替柏子仁。

【注意】 便溏及多痰者慎用。

《合欢皮》

欢皮甘平心肝肺，活血利尿安神宜，
虚烦失眠和健忘，跌打骨折及痈肿。

【性能】 甘，平。归心、肝、肺经。

【功用】

1. 解郁安神——心神不宁、忿怒忧郁、烦躁失眠。

本品性味甘平，入心、肝、肺经，善解肝郁，为悦心安神要药。适宜于情志不遂、忿怒忧郁、烦躁失眠、心神不宁等症，能使五脏安和，心志欢悦，以收安神解郁之效。可单用或与柏子仁、酸枣仁、首乌藤、郁金等安神解郁药配伍应用。

2. 活血消肿——跌打骨折、血瘀肿痛及肺痈、疮痈肿毒。本品配麝香、乳香研末，温酒调服治跌打仆伤、损筋折骨，亦可与桃仁、红花、乳香、没药、骨碎补等配伍。治肺痈、胸痛、咳吐脓血，单用有效，亦可与鱼腥草、冬瓜子、桃仁、芦根同用；治疮痈肿毒，常与蒲公英、紫花地丁、连翘、野菊花同用。

【用法】 煎服，6~12g；外用适量。

【注意】 孕妇慎用。

〖 远　志 〗

远志辛温肺肾心，祛痰开窍安心神，

心悸失眠及咳喘，失眠健忘神志昏。

【性能】 苦、辛，温。归心、肾、肺经。

【功用】

1. 安神益智——失眠多梦、心悸怔忡、健忘。治心肾不交之心神不宁、失眠、惊悸等症，常与茯神、龙齿、朱砂等镇静安神药同用；治健忘，常与人参、茯神、茯苓、石菖蒲同用。

2. 开窍——癫痫惊狂。用于癫痫昏仆、痉挛抽搐者，可与半夏、天麻、全蝎等配伍；治疗惊风狂证发作，常与石菖蒲、郁金、白矾同用。

3. 祛痰——咳嗽痰多。常与杏仁、贝母、瓜蒌、桔梗等同用。

4. 消散痈肿——痈疽疮毒、乳房肿痛、喉痹。

【用法】 煎服，3～9g；外用适量。化痰止咳宜制用。

【注意】 凡实热或痰火内盛者，以及有胃溃疡或胃炎者慎用。

第十五章 平肝息风药

● 【含义】 凡以平肝潜阳或息风止痉为主，治疗肝阳上亢或肝风内动病证的药物，称平肝息风药。

● 【功用】 本类药物具有平肝潜阳、息风止痉之功效。部分平肝息风药物以其质重、性寒沉降之性兼有镇惊安神、清肝明目、降逆、凉血等作用，某些息风止痉药物兼有祛风通络之功。

● 【注意】 本类药物有性偏寒凉或性偏温燥之不同，故当注意使用。若脾虚慢惊者，不宜用寒凉之品；阴虚血亏者，当忌温燥之品。

第一节 平抑肝阳药

〖 石决明 〗

石决明咸寒归肝，平肝潜阳又清肝，

明目翳障昏花用，阳亢头晕煅制酸。

【性能】 咸，寒。归肝经。

【功用】

1. 平肝潜阳——肝阳上亢、头晕目眩。石决明为凉肝、镇肝之要药。用治邪热灼阴、筋脉拘急、手足蠕动、头目眩晕之症，常与白芍、生地黄、牡蛎配伍；若肝阳独亢而有热象、头晕头痛、烦躁易怒者，可与夏枯草、黄芩、菊花等同用。

2. 清肝明目——目赤、翳障、视物昏花。治疗肝火上炎之目赤肿痛，可与黄连、龙胆、夜明砂等同用，亦常配伍夏枯草、决明子、菊花等；治目生翳障，本品常配伍木贼、荆芥、桑叶、白菊花、谷精草、苍术等；若肝虚血少，目涩昏暗，雀盲眼花属虚证者，每与熟地黄、枸杞子、菟丝子等配伍；治青盲雀目，可与苍术、猪肝配伍同用。

此外，煅石决明还有收敛、制酸、止痛、止血等作用，可用于胃酸过多之胃脘痛。如研末外敷，可用于外伤出血。

【用法】 煎服，6～20g；应打碎先煎。平肝、清肝宜生用，外用点眼宜煅用、水飞。

【注意】 本品咸寒易伤脾胃，故脾胃虚寒、食少便溏者慎用。

【 牡 蛎 】

牡蛎性味咸微寒，安神归经肝肾胆，
软坚散结能收敛，潜阳补阴效用燔。

【性能】 咸，微寒。归肝、胆、肾经。
【功用】
1. 重镇安神——心神不安、惊悸失眠。常与龙骨相须为用，亦可配朱砂、琥珀、酸枣仁。

2. 潜阳补阴——肝阳上亢、头晕目眩。治水不涵木，阴虚阳亢，头目眩晕，烦躁不安，耳鸣者，常与龙骨、龟甲、白芍等同用；治热病日久，灼烁真阴，虚风内动，四肢抽搐之症，常与生地黄、龟甲、鳖甲等配伍。

3. 软坚散结——痰核、瘰疬、瘿瘤、癥瘕积聚。

4. 收敛固涩——滑脱诸证。可用于治疗自汗、盗汗、遗精、滑精、尿频、遗尿、崩漏、带下等滑脱之证。

此外，煅牡蛎有制酸止痛的作用，可治胃痛泛酸，与海螵蛸、浙贝母共为细末，内服取效。

【用法】　煎服，9～30g，宜打碎先煎；外用适量。收敛固涩宜煅用，其他宜生用。

《赭　石》

赭石苦寒归肝心，降逆止血肝阳平，

阳亢眩晕呕呃逆，血热出血用之行。

【性能】　苦，寒。归肝、心经。

【功用】

1. 平肝潜阳——肝阳上亢、头晕目眩。用于肝阳上亢所致的头目眩晕、目胀耳鸣等症，常与怀牛膝、生龙骨、生牡蛎、生白芍同用；若肝阳上亢，肝火上升所致的头晕头痛、心烦难寐，可配珍珠母、磁石、猪胆膏、冰片、半夏等。

2. 重镇降逆——呕吐、呃逆、噫气及气逆喘息等证。赭石为重镇降逆要药。治胃气上逆之呕吐、呃逆、噫气不止等，常与旋覆花、半夏、生姜等配伍。治哮喘有声，卧睡不得者，单用有效；治肺肾不足，阴阳两虚之虚喘，每与党参、山茱萸、胡桃肉、山药同用。

3. 凉血止血——血热吐衄、崩漏。

【用法】 煎服，9～30g，宜打碎先煎；入丸、散，每次 1～3g；外用适量。降逆、平肝宜生用，止血宜煅用。

【注意】 孕妇慎用。因含微量砷，故不宜长期服用。

第二节　息风止痉药

〖羚羊角〗

羚角咸寒归肝心，息风止痉平肝用，
　明目散血又解毒，动风抽搐阳亢行。

【性能】 咸，寒。归肝、心经。

【功用】

1. 息风止痉——肝风内动、惊痫抽搐。羚羊角为治惊痫抽搐之要药，尤宜于热极生风所致者。治温热病热邪炽盛之高热、神昏、惊厥抽搐者，常与钩藤、白芍、菊花、桑叶、生地黄同用；治妇女子痫，可与防风、独活、茯神、酸枣仁等配伍；用治癫痫、惊悸等，可与钩藤、天竺黄、郁金、朱砂等同用。

2. 平肝潜阳——肝阳上亢、头晕目眩。常与石决明、龟甲、生地黄、菊花等同用。

3. 清肝明目——肝火上炎、目赤头痛。常与决明子、黄芩、龙胆、车前子等同用。

4. 散血解毒——温热病壮热神昏、热毒发斑。常与石膏、寒水石、麝香等配伍。

此外，本品有解热、镇痛之效，可用于风湿热痹、肺热咳喘、百日咳等。

【用法】 煎服，1～3g，宜单煎 2 小时以上；磨汁或研粉服，每次 0.3～0.6g。

【注意】 本品性寒，脾虚慢惊者忌用。

〖牛　黄〗

牛黄甘凉归肝心，清热镇痉开窍行，

癫狂痫症小儿惊，温病高热神志昏。

【性能】 甘，凉。归心、肝经。

【功用】

1. 化痰开窍——热病神昏。常与麝香、冰片、朱砂、黄连、栀子配伍。

2. 凉肝息风——小儿惊风、癫痫。用治小儿急惊风之壮热、神昏、惊厥抽搐等症，每与朱砂、全蝎、钩藤等配伍；若治痰蒙清窍之癫痫发作，症见突然仆倒、昏不知人、口吐涎沫、四肢抽搐者，可与珍珠、远志、胆南星等豁痰、开窍醒神、止痉药配伍。

3. 清热解毒——口舌生疮、咽喉肿痛、牙痛、痈疽疔毒。治火毒郁结之口舌生疮、咽喉肿痛、牙痛，常与黄芩、雄黄、大黄等同用；若咽喉肿痛、溃烂，可与珍珠为末吹喉；治疗痈疽、疔毒、疖肿等，以牛黄与金银花、草河车、甘草同用；可用治乳岩、横痃、痰核、流注、瘰疬、恶疮等证，每与麝香、乳香、没药同用。

【用法】 入丸、散剂，每次 0.15～0.35g；外用适量，研末敷患处。

【注意】 非实热证不宜用，孕妇慎用。

钩 藤

钩藤甘凉心包肝，清热平肝定风惊，

惊风发热肢抽搐，阳亢风热头痛用。

【性能】 甘，凉。归肝、心包经。

【功用】

1. 清热平肝——头痛、眩晕。属肝火者，常与夏枯草、龙胆、栀子、黄芩等配伍；属肝阳者，常与天麻、石决明、怀牛膝、杜仲、茯神等同用。

2. 息风定惊——肝风内动，惊痫抽搐。治小儿急惊风之壮热神昏、牙关紧闭、手足抽搐者，可与天麻、全蝎、僵蚕、蝉蜕等同用；用治温热病热极生风，痉挛抽搐，多与羚羊角、白芍、菊花、生地黄等同用；用治诸痫啼叫，痉挛抽搐，可与天竺黄、蝉蜕、黄连、大黄等同用。

此外，本品可用于风热外感、头痛、目赤及斑疹透发不畅之证。与蝉蜕、薄荷同用，可治小儿惊啼、夜啼，有凉肝止惊之效。

【用法】 煎服，3～12g；入煎剂宜后下。

〖天　麻〗

天麻甘平归肝经，息风止痉肝阳平，

通络能治肢麻废，头痛眩晕动内风。

【性能】 甘，平。归肝经。

【功用】

1. 息风止痉——肝风内动、惊痫抽搐。可用治各种病因之肝风内动、惊痫抽搐，不论寒热虚实，皆可配伍应用。治小儿急惊风，常与羚羊角、钩藤、全蝎等同用；用治小儿脾虚慢惊，则与人参、白术、僵蚕等药配伍；用治小儿诸惊，可与全蝎、制南星、僵蚕同用；用治破伤风痉挛抽搐、角弓反张，可与天南星、白附子、防风等药配伍。

2. 平抑肝阳——眩晕、头痛。治肝阳上亢之眩晕、头痛，常与钩藤、石决明、牛膝等同用；用治风痰上扰之眩晕、头痛、痰多胸闷者，常与半夏、陈皮、茯苓、白术等同用；若头风攻注，症见偏正头痛、头晕欲倒者，可配等量川芎为丸。

3. 祛风通络——肢体麻木、手足不遂、风湿痹痛。治中风手足不遂、筋骨疼痛等，可与没药、制乌头、麝香等药配伍；治妇人风痹，手足不遂，可与牛膝、杜仲、附子浸酒服；若治风湿痹痛，关节屈伸不利者，多与秦艽、羌活、桑枝等同用。

【用法】 煎服，3～9g；研末冲服，每次 1～1.5g。

〖地　龙〗

地龙咸腥药性寒，归入肝脾膀胱经，

　　解热定惊能通络，平喘利尿效用灵。

【性能】　咸，寒。归肝、脾、膀胱经。

【功用】

1. 清热定惊——高热惊痫、癫狂。单用有效，也可配朱砂做丸服，亦可配钩藤、牛黄、僵蚕、全蝎同用。

2. 通络——气虚血滞、半身不遂及痹证。常与黄芪、当归、川芎等补气活血药配伍，治疗中风后气虚血滞，经络不利，半身不遂。关节红肿疼痛、屈伸不利之热痹，常与防己、秦艽、忍冬藤、桑枝等配伍；用治风寒湿痹，症见肢体关节麻木、疼痛尤甚、屈伸不利，则应与川乌、草乌、南星、乳香等配伍。

3. 平喘——肺热哮喘。单用即效；亦可与麻黄、杏仁、黄芩、葶苈子等同用。

4. 利尿——小便不利、尿闭不通。

此外，本品有降血压作用，常用治肝阳上亢型高血压病。

【用法】　煎服，5～10g，鲜品 10～20g；研末吞服，每次 1～2g；外用适量。

〖全　蝎〗

全蝎辛平毒归肝，镇痉疗疮平息风，

　　诸风掉眩口眼歪，惊痫抽搐风湿用。

【性能】 辛，平。有毒。归肝经。

【功用】

1. 息风镇痉——痉挛抽搐。全蝎为治痉挛抽搐之要药。常与蜈蚣同用。

2. 攻毒散结——疮疡肿毒、瘰疬结核。多外敷用。

3. 通络止痛——风湿顽痹、顽固性偏正头痛。治疗风寒湿痹久治不愈，筋脉拘挛，甚则关节变形之顽痹，常与川乌、白花蛇、没药同用。治偏正头痛，单味研末吞服即有效；配伍天麻、蜈蚣、川芎、僵蚕等，则其效更佳。

【用法】 煎服，3～6g；研末吞服，每次 0.6～1g；外用适量。

【注意】 本品有毒，用量不宜过大。孕妇慎用。

〖 蜈 蚣 〗

蜈蚣辛温毒归肝，镇痉疗疟平息风，
诸风掉眩口眼歪，惊痫抽搐风湿用。

【性能】 辛，温。有毒。归肝经。

【功用】 类同于全蝎。

【用法】 煎服，3～5g；研末冲服，每次 0.6～1g；外用适量。

【注意】 本品有毒，用量不宜过大。孕妇忌用。

〖 僵 蚕 〗

僵蚕咸辛平肺肝，祛风化痰定惊痫，
惊痫抽搐风中络，痰核瘰疬效用显。

【性能】 咸、辛，平。归肝、肺、胃经。

【功用】

1. 定惊——惊痫抽搐。治高热抽搐者，可与蝉蜕、钩藤、菊花同用。治急惊风，痰喘发痉者，本品与全蝎、天麻、朱砂、牛黄、胆南星等配伍；若用治小儿脾虚久泻，慢惊搐搦者，又当与党参、白术、天麻、全蝎等配伍；用治破伤风角弓反张者，则与全蝎、蜈蚣、钩藤等配伍。

2. 祛风——风中经络、口眼㖞斜、风热头痛、目赤、咽痛、风疹瘙痒。

3. 化痰散结——痰核、瘰疬。可单用，或与浙贝母、夏枯草、连翘等同用。

【用法】 煎服，5～9g；研末吞服，每次1～1.5g。散风热宜生用，其他多制用。

第十六章　开窍药

● 【含义】　凡具辛香走窜之性，以开窍醒神为主要作用，治疗闭证神昏的药物，称为开窍药，又名芳香开窍药。

● 【功用】　开窍药主要用治温病热陷心包、痰浊蒙蔽清窍之神昏谵语，以及惊风、癫痫、中风等猝然昏厥、痉挛抽搐等症。又可用治湿浊中阻，胸脘冷痛满闷；血瘀、气滞疼痛，经闭癥瘕；湿阻中焦，食少腹胀及目赤咽肿、痈疽疔疮等证。

● 【注意】　开窍药辛香走窜，为救急、治标之品，且能耗伤正气，故只宜暂服，不可久用；因本类药物性质辛香，其有效成分易于挥发，内服多不宜入煎剂，只入丸剂、散剂服用。

【麝　香】

麝香辛温归脾心，开窍醒脑振精神，
瘟疟惊痫心腹痛，气痰痉厥跌打损。

【性能】　辛，温。归心、脾经。

【功用】

1. 开窍醒神——闭证神昏。麝香为醒神回苏之要药，可用于各种原因所致之闭证神昏，无论寒闭、热闭，用之皆效。治温病热陷心包、痰热蒙蔽心窍、小儿惊风及中风痰厥等热闭神昏，常配牛黄、冰片、朱砂等；治中风猝昏、中恶胸腹满痛等寒浊或痰湿阻闭气机、蒙蔽神明之寒闭神昏，常配伍苏合香、檀香、安息香等药。

2. 散结消肿止痛——疮疡肿毒、瘰疬痰核、咽喉肿痛。治疮疡肿毒，常与雄黄、乳香、没药同用，也可与牛黄、乳香、没药同用；治咽喉肿痛，可与牛黄、蟾酥、珍珠等配伍。

3. 活血通经——血瘀经闭、癥瘕、心腹暴痛、头痛、跌打损伤、风寒湿痹、难产、死胎、胞衣不下等证。

【用法】 入丸、散，每次 0.03～0.1g；外用适量。不宜入煎剂。

【注意】 孕妇禁用。

【冰 片】

冰片苦寒脾肺心，开窍醒神闭神昏，

清热止痛目赤痛，惊痫喉痹用之神。

【性能】 辛、苦，微寒。归心、脾，肺经。

【功用】

1. 开窍醒神——闭证神昏。常与麝香相须为用。冰片性偏寒凉，为凉开之品，更宜用于热病神昏。治疗痰热内闭、暑热猝厥、小儿惊风等热闭证，常与牛黄、麝香、黄连等配伍；若闭证属寒，常与苏合香、安息香、丁香等温开药配伍。

2. 清热止痛——目赤肿痛、喉痹口疮、疮疡肿痛、疮溃不敛、水火烫伤。

此外，本品用治冠心病心绞痛及齿痛有一定疗效。

【用法】 入丸、散，每次 0.15～0.3g；外用适量，研粉点敷患处。不宜入煎剂。

【注意】 孕妇慎用。

苏合香

苏合辛温心脾经，开窍醒神寒闭昏，

辟秽止痛胸腹冷，冻疮胸闷亦可为。

【性能】 辛，温。归心、脾经。

【功用】

1. 开窍醒神——寒闭神昏。苏合香为治面青、身凉、苔白、脉迟之寒闭神昏之要药。治疗中风痰厥、惊痫等属于寒邪、痰浊内闭者，常与麝香、安息香、檀香等同用。

2. 辟秽止痛——胸腹冷痛、满闷。治痰浊、血瘀或寒凝气滞之胸脘痞满、冷痛等症，常与冰片同用。

此外，本品能温通散寒，为治疗冻疮的良药，可用苏合香溶于乙醇中涂敷冻疮患处。

【用法】 入丸、散，0.3～1g；外用适量。不入煎剂。

石菖蒲

菖蒲辛苦温胃心，开窍醒神神志昏，

化湿和胃又行气，宁神益志化浊新。

【性能】 辛、苦，温。归心、胃经。

【功用】

1. 开窍醒神——痰蒙清窍，神志昏迷。治中风痰迷心窍之神志昏乱、舌强不能语，常与半夏、天南星、橘红等燥湿化痰药合用；治痰热蒙蔽之高热、神昏谵语者，常与郁金、半夏、竹沥等配伍；治痰热癫痫抽搐，可与枳实、竹茹、黄连等配伍；治癫狂痰热内盛者，可与远志、朱砂、生铁落同用；治湿浊蒙蔽，可见头晕、嗜睡、健忘、耳鸣、耳聋等症，又常与茯苓、远志、龙骨等配伍。

2. 化湿和胃——湿阻中焦、脘腹痞满、胀闷疼痛。治湿浊中阻，症见脘闷腹胀、痞塞疼痛，常与砂仁、苍术、厚朴同用；若湿从热化，湿热蕴伏之身热吐利、胸脘痞闷、舌苔黄腻者，可与黄连、厚朴等配伍。

3. 行气化浊——噤口痢。可与黄连、茯苓、石莲子等配伍。

4. 宁神益志——健忘、失眠、耳鸣、耳聋。治健忘证，常与人参、茯苓配伍；治劳心过度，心神失养引发的失眠、多梦、心悸怔忡，常与人参、白术、龙眼肉及酸枣仁、茯神、朱砂等配伍；治心肾两虚之耳鸣耳聋、头昏、心悸，常与菟丝子、女贞子、墨旱莲及丹参、夜交藤等配伍。

此外，还可用于声音嘶哑、痈疽疮疡、风湿痹痛、跌打损伤等证。

【用法】 煎服，3～10g；鲜品加倍。

第十七章　补虚药

● 【含义】　凡能补虚扶弱，纠正人体气血阴阳虚衰的病理偏向，以治疗虚证为主的药物，称为补虚药。

● 【功用】　补虚药具有补虚作用，可用治人体正气虚弱、精微物质亏耗引起的精神萎靡、体倦乏力、面色淡白或萎黄、心悸气短、脉象虚弱等。具体地讲，补虚药的补虚作用又有补气、补阳、补血与补阴的不同，分别主治气虚证、阳虚证、血虚证和阴虚证。此外，有的补虚药还分别兼有祛寒、润燥、生津、清热及收涩功效，故又有其相应的主治病证。

● 【注意】　一要防止不当补而误补。二应避免当补而补之不当。三是补虚药用于扶正祛邪，不仅要分清主次，处理好祛邪与扶正的关系，而且应避免使用可能妨碍祛邪的补虚药，使祛邪而不伤正，补虚而不留邪。四应注意补而兼行，使补而不滞。

第一节　补气药

〖人　参〗

人参性平甘微苦，大补元气虚脱用，

补脾益肺心气虚,安神益智又生津。

【性能】 甘、微苦,平。归肺、脾、心经。

【功用】

1. 大补元气——元气虚脱证。单用有效,若气虚欲脱兼见汗出、四肢逆冷者,应与回阳救逆之附子同用。若气虚欲脱兼见汗出身暖、渴喜冷饮、舌红干燥者,本品兼能生津,常与麦冬、五味子配伍。

2. 补脾益肺——肺脾心肾气虚证。治肺气咳喘、痰多者,常与五味子、紫苏子、杏仁等药同用。脾虚不运而兼湿滞者,常与白术、茯苓配伍。若脾气虚弱,不能统血,导致长期失血者,常与黄芪、白术配伍。若脾气虚衰,气虚不能生血,以致气血两虚者,可与当归、熟地黄等药配伍。本品能补益心气,可改善心悸怔忡、胸闷气短、脉虚等心气虚衰症状,并能安神益智,治疗失眠多梦、健忘,常与酸枣仁、柏子仁等药配伍。本品有补益肾气的作用,不仅可用于肾不纳气的短气虚喘,还可用于肾虚阳痿。治虚喘,常与蛤蚧、五味子、胡桃等药同用。治肾阳虚衰,肾精亏虚之阳痿,则常与鹿茸等配伍。

3. 生津——热病气虚津伤口渴及消渴证。对于热病气津两伤,症见口渴、脉大无力者,本品既能补气又能生津。治热伤气津者,常与知母、石膏同用。人参既能补益肺脾肾之气,又能生津止渴,故治消渴的方剂中亦较常用。

本品亦有安神益智之功,可用治健忘等病。此外,本品还常与解表药、攻下药等祛邪药配伍，用于气虚外感或里实热结而邪实正虚之证，有扶正祛邪之效。

【用法】 煎服，3～9g；挽救虚脱可用15～30g。宜文火另煎分次兑服。野山参研末吞服，每次2g，日服2次。

【注意】 不宜与藜芦同用。

【西洋参】

洋参甘微苦性凉，肺心肾脾其归经，

补气养阴气阴伤，清热生津热病用。

【性能】 甘、微苦，凉。归肺、心、肾、脾经。

【功用】

1. 补气养阴——气阴两伤证、肺气虚证及肺阴虚证。本品适用于热病或大汗、大泻、大失血耗伤元气及阴津所致神疲乏力、气短息促、自汗热黏、心烦口渴、尿短赤涩、大便干结、舌燥、脉细数无力等症，常与麦冬、五味子同用。本品用于火热耗伤肺脏气阴所致短气喘促、咳嗽痰少、或痰中带血等症，可与玉竹、麦冬、川贝母等品同用。

2. 清热生津——热病气虚津伤口渴及消渴。用于热伤气津所致身热汗多、口渴心烦、体倦少气、脉虚数者，常与西瓜翠衣、竹叶、麦冬等品同用。

【用法】 另煎兑服，3～6g。

【注意】 据《中华人民共和国药典》记载，本品不宜与藜芦同用。

〖党　参〗

党参甘平归脾肺，补脾肺气气虚用，
益气补血虚证用，补气生津气津伤。

【性能】　甘，平。归脾、肺经。

【功用】

1. 补脾肺气——脾肺气虚证。用于中气不足的体虚倦怠、食少便溏等症，常与补气健脾除湿的白术、茯苓等同用；对肺气亏虚的咳嗽气促、语声低弱等症，可与黄芪、蛤蚧等品同用。

2. 益气补血——气血两虚证。用治面色苍白或萎黄、乏力、头晕、心悸之气血两虚证，常配黄芪、白术、当归、熟地黄等。

3. 补气生津——气津两伤证。用于气津两伤的轻证，宜与麦冬、五味子等养阴生津之品同用。

此外，本品亦常与解表药、攻下药等祛邪药配伍，用于气虚外感或里实热结而气血亏虚等邪实正虚之证，以扶正祛邪，使攻邪而正气不伤。

【用法】　煎服，9～30g。

【注意】　据《中华人民共和国药典》记载，本品不宜与藜芦同用。

〖太子参〗

太子参甘微苦平，补气健脾能生津，
能治脾肺气阴虚，润肺益津用之神。

【性能】 甘、微苦，平。归脾、肺经。

【功用】

补气健脾、生津润肺——用于脾肺气阴两虚证。本品宜用于热病之后，气阴两亏，倦怠自汗，饮食减少，口干少津，而不宜温补者。因其作用平和，多入复方作病后调补之药。治疗脾气虚弱、胃阴不足所致食少倦怠、口干舌燥，宜与山药、石斛等益脾气、养胃阴之品同用；本品亦可用于心气与心阴两虚所致心悸不眠、虚热汗多，宜与五味子、酸枣仁等养心安神敛汗之品同用。

【用法】 煎服，9～30g。

〖 黄 芪 〗

黄芪甘温归肺脾，健脾补中又补气，
升阳举陷兼利尿，益卫固表效堪奇。

【性能】 甘，微温。归脾、肺经。

【功用】

1. 健脾补中、升阳举陷——脾气虚、脾虚气陷、肺气虚。本品甘温，善入脾胃，为补中益气要药。脾气虚弱，倦怠乏力，食少便溏者，可单用熬膏服，或与党参、白术等补气健脾药配伍。治疗脾虚中气下陷之久泻脱肛、内脏下垂，常与人参、升麻、柴胡等品同用。用于肺气虚弱，咳喘日久，气短神疲者，常与紫菀、款冬花、杏仁配伍。

2. 补气利尿——水肿。黄芪为治气虚水肿之要药，常与白术、茯苓等利水消肿之品配伍。

3. 益卫固表——气虚自汗证。常与牡蛎、麻黄根等止汗之品同用。因卫气不固，表虚自汗而易感风邪者，宜与白术、防风等品同用。

4. 托毒生肌——气血亏虚，疮疡难溃难腐，或溃久难敛。疮疡中期，正虚毒盛不能托毒外达，疮形平塌，根盘散漫，难溃难腐者，常与人参、当归、升麻、白芷等品同用。溃疡后期，因气血虚弱，脓水清稀，疮口难敛者，常与人参、当归、肉桂等品同用。

此外，痹证、中风后遗症等气虚而致血滞，筋脉失养，症见肌肤麻木或半身不遂者，亦常用本品补气以行血。治疗风寒湿痹，宜与川乌、独活等祛风湿药和川芎、牛膝等活血药配伍。对于中风后遗症，常与当归、川芎、地龙等品同用。

【用法】 煎服，9～30g。蜜制可增强其补中益气作用。

《 白 术 》

白术甘苦温胃脾，健脾利尿益中气，

补气安胎又止汗，脾虚气虚用之宜。

【性能】 甘、苦，温。归脾、胃经。
【功用】

1. 健脾益气、燥湿利尿——脾气虚证。前人誉之为"脾脏补气健脾第一要药"。本品长于补气以复脾之健运，又能燥湿、利尿以除湿邪。治脾虚有湿，食少便溏或泄泻，常与人参、茯苓、甘草同用。脾虚水肿，本品可与茯苓、桂枝等药同用。

2. 益气止汗——气虚自汗。本品对于脾气虚弱，卫气不固，表虚自汗者，其作用与黄芪相似而力稍逊，亦能补脾益气、固表止汗。《备急千金要方》单用本品治汗出不止。脾肺气虚，卫气不固，表虚自汗，易感风邪者，宜与黄芪、防风等补益脾肺、祛风之品配伍，以固表御邪，如玉屏风散（《丹溪心法》）。

3. 补气安胎——脾虚胎动不安。宜与人参、阿胶配伍。

【用法】 煎服，6～12g。炒用可增强补气健脾止泻作用。

【注意】 本品性偏温燥，热病伤津及阴虚燥渴者不宜。

〖山 药〗

山药甘平脾肺肾，补脾养胃又生津，
益肺补肾能涩精，平补气阴效用行。

【性能】 甘，平。归脾、肺、肾经。
【功用】

1. 补脾养胃——脾虚证。其亦食亦药，"气轻性缓，非堪专任"，对气虚重证，常嫌力量不足，用作人参、白术等药的辅助药。

2. 生津益肺——肺虚证。可与太子参、南沙参等同用。

3. 补肾涩精——肾虚证。

4. 平补气阴——消渴气阴两虚证。常与黄芪、天花粉、知母等品同用。

【用法】 煎服，10～30g。麸炒可增强补脾止泻作用。

《甘　草》

甘草心肺脾胃经，益心复脉又甘平，

补脾益气祛痰咳，缓急止痛能解毒。

【性能】 甘，平。归心、肺、脾、胃经。

【功用】

1. 益心复脉——心气不足。心气不足之脉结代、心动悸，与人参、阿胶、生地黄等品同用。

2. 补脾益气——脾气虚证。常与人参、白术、黄芪等药配伍。

3. 祛痰止咳——咳喘。

4. 缓急止痛——脘腹、四肢挛急疼痛。常与白芍同用。

5. 清热解毒——热毒疮疡、咽喉肿痛及药物、食物中毒。

6. 调和诸药——调和药性。

【用法】 煎服，2～10g。生用性微寒，可清热解毒；蜜制药性微温，并可增强补益心脾之气和润肺止咳的作用。

【注意】 不宜与京大戟、芫花、甘遂、海藻同用。本品有助湿壅气之弊，湿盛胀满、水肿者不宜用。大剂量久服可导致水钠潴留，引起浮肿。

〖大 枣〗

大枣甘温脾胃心，补中益气脾虚用，
养血安神脏躁用，护胃缓峻效亦灵。

【性能】 甘，温。归脾、胃、心经。

【功用】

1. 补中益气——用于脾虚证。宜与人参、白术等补脾益气药配伍。

2. 养血安神——用于脏躁及失眠。大枣为治疗心失充养，心神无主而脏躁的要药。常与小麦、甘草配伍。

此外，本品与部分药性峻烈或有毒的药物同用，有保护胃气、缓和其毒烈药性之效，如可用于缓和甘遂、大戟、芫花的烈性与毒性。

【用法】 劈破煎服，6～15g。

第二节 补阳药

〖鹿 茸〗

鹿茸甘咸温肝肾，固精壮阳健骨筋，
肾虚阳痿腰腿痛，遗精心悸头眩晕。

【性能】 甘、咸，温。归肾、肝经。

【功用】

1. 补肾阳——肾阳虚衰、精血不足证。肾阳虚，精血不足，而见畏寒肢冷、阳痿早泄、宫冷不孕、小便频数、腰膝酸痛、头晕耳鸣、精神疲乏等，均可以本品单用或配入复方。

2. 益精血、强筋骨——肾虚骨弱，腰膝无力或小儿五迟。多与五加皮、熟地黄、山茱萸（山萸肉）等同用；亦可与骨碎补、川续断、自然铜等同用，治骨折后期之愈合不良。

3. 调冲任——妇女冲任虚寒、崩漏带下。与海螵蛸、龙骨、川续断等同用，治崩漏不止、虚损羸瘦。若配狗脊、白蔹，可治白带过多。

4. 托疮毒——疮疡久溃不敛、阴疽疮肿内陷不起。治疗疮疡久溃不敛，阴疽疮肿内陷不起，常与当归、肉桂等配伍。

【用法】 1～2g，研末吞服；或入丸、散。

【注意】 服用本品宜从小剂量开始，缓缓增加，不可骤用大量，以免阳升风动，致头晕目赤或伤阴动血。凡发热者均当忌服。

〖紫河车〗

河车性味甘咸温，补肾益精肺肝肾，

养血益气诸不足，纳气平喘虚喘神。

【性能】 甘、咸，温。归肺、肝、肾经。

【功用】

1. 补肾益精——阳痿遗精、腰酸、头晕、耳鸣。单用有效，亦可与补益药同用。若与龟甲、杜仲、牛膝等同用，可用治肾阳虚衰、精血不足之足膝无力、目昏耳鸣、男子遗精、女子不孕等。

2. 养血益气——气血不足诸证。单用本品研粉服，或与人参、黄芪、当归、熟地黄等同用。

3. 纳气平喘——肺肾两虚之咳喘。单用有效，亦可配人参、蛤蚧、冬虫夏草、胡桃肉、五味子等同用。

【用法】 2～3g，研末装胶囊服，也可入丸、散。如用鲜胎盘，每次半个至1个，水煮服食。

淫羊藿

羊藿辛甘温肝肾，壮阳强神健骨筋，
阳痿遗精寒痹痛，腰膝酸软肢不仁。

【性能】 辛、甘，温。归肾、肝经。

【功用】

1. 补肾壮阳——肾阳虚衰之阳痿尿频、腰膝无力。单用有效，亦可与肉苁蓉、巴戟天、杜仲等同用。

2. 祛风除湿——风寒湿痹，肢体麻木。用于风湿痹痛之筋骨不利及肢体麻木，常与威灵仙、苍耳子、川芎、肉桂同用。

此外，现用于肾阳虚之喘咳及妇女更年期高血压有较好疗效。

【用法】 煎服，6～10g。

【注意】 阴虚火旺者不宜服。

巴戟天

巴戟辛甘温入肾，强阳补髓健脑筋，

阳痿遗精经不调，风湿痹痛寒疝沉。

【性能】 辛、甘，微温。归肾、肝经。

【功用】

1. 补肾助阳——肾阳虚之阳痿、宫冷不孕、小便频数。治虚羸阳道不举，以巴戟天、牛膝浸酒服；也可配淫羊藿、仙茅、枸杞子，用治肾阳虚弱、命门火衰所致阳痿不育；若配肉桂、吴茱萸、高良姜，可用治下元虚冷、宫冷不孕、月经不调之少腹冷痛；又常与桑螵蛸、益智仁、菟丝子等同用，治疗小便不禁。

2. 祛风除湿——风湿之腰膝疼痛及肾虚之腰膝酸软无力。常与肉苁蓉、杜仲、菟丝子等同用，治肾虚骨痿、腰膝酸软；或配羌活、杜仲、五加皮等同用，治风冷腰胯疼痛、行步不利。

【用法】 水煎服，3～10g。

【注意】 阴虚火旺及有热者不宜服。

《仙 茅》

仙茅辛热毒肝肾，壮阳益肾补命门，
祛寒除湿腰腹痛，筋骨痿痹尿不禁。

【性能】 辛，热。有毒。归肾、肝经。

【功用】

1. 温肾壮阳——肾阳不足，命门火衰之阳痿精冷、小便频数。常与淫羊藿、巴戟天、金樱子等同用，治疗命门火衰之阳痿早泄及精寒不育。

2. 祛寒除湿——腰膝冷痛、筋骨痿软无力。常与杜仲、独活、附子等同用。

此外，本品培补肝肾，用治肝肾亏虚之须发早白、目昏目暗，常与枸杞子、车前子、生地黄、熟地黄等同用，如仙茅丸（《圣济总录》）。

【用法】 煎服，3～10g；或酒浸服，亦入丸、散。

【注意】 阴虚火旺者忌服。本品燥烈有毒，不宜久服。

《杜 仲》

杜仲甘温归肝肾，补肝益肾强骨筋，
安胎胎动不安用，各种腰痛用之神。

【性能】 甘，温。归肝、肾经。

【功用】

1. 补肝肾、强筋骨——肾虚腰痛及各种腰痛。常与胡桃肉、补骨脂同用，治肾虚腰痛或足膝痿弱；与独活、桑寄生、细辛等同用，治风湿腰痛冷重；与川芎、桂心、丹参等同用，治疗外伤腰痛；与当归、川芎、芍药等同用，治疗妇女经期腰痛；与鹿茸、山茱萸（山萸肉）、菟丝子等同用，治疗肾虚阳痿、精冷不固、小便频数。

2. 安胎——胎动不安或习惯性堕胎。单用有效，亦可与桑寄生、续断、阿胶、菟丝子等同用。

此外，近年来单用或配入复方治高血压病有较好效果，多与夏枯草、桑寄生、菊花等同用。

【用法】 煎服，6～10g。

【注意】 炒用破坏其胶质，更有利于有效成分煎出，故比生用效果好。本品为温补之品，阴虚火旺者慎用。

《 续 断 》

续断苦辛性微温，强筋健骨归肝肾，

补益肝肾阳虚用，止血安胎疗伤痛。

【性能】 苦、辛，微温。归肝、肾经。

【功用】

1. 补益肝肾——阳痿不举、遗精遗尿。用治肾阳不足之下元虚冷、阳痿不举、遗精滑泄、遗尿尿频等症，常与鹿茸、肉苁蓉、菟丝子等壮阳起痿之品配伍。

2. 强筋健骨——腰膝酸痛、寒湿痹痛。与草薢、杜仲、牛膝等同用，用治肝肾不足，腰膝酸痛；亦可与防风、川乌等配伍，用治肝肾不足兼寒湿痹痛。

3. 止血安胎——崩漏下血、胎动不安。配伍侧柏叶炭、当归、艾叶等止血活血、温经养血之品，用治崩中下血久不止者；或以本品与桑寄生、阿胶等配伍，用治滑胎。

4. 疗伤续折——跌打损伤、筋伤骨折。用治跌打损伤、瘀血肿痛，筋伤骨折，常与桃仁、红花、穿山甲、苏木等配伍同用；或与当归、木瓜、黄芪等同用，治疗脚膝折损愈后失补，筋缩疼痛。

此外，本品可活血祛瘀止痛，常配清热解毒之品，用治痈肿疮疡、血瘀肿痛。如《本草汇言》以之与蒲公英配伍，治疗乳痈肿痛。

【用法】 水煎，9～15g，或入丸、散；外用适量研末敷。崩漏下血宜炒用。

【注意】 风湿热痹者忌服。

〖肉苁蓉〗

肉苁蓉药甘咸温，能入大肠主归肾，
补肾助阳阳亏用，润肠通便效果神。

【性能】 甘、咸，温。归肾、大肠经。

【功用】

1. 补肾助阳——肾阳亏虚，精血不足之阳痿早泄、宫冷不孕、腰膝酸痛、痿软无力。常配菟丝子、川续断、杜仲，治男子五劳七伤，阳痿不起，小便余沥；亦可与杜仲、巴戟肉、紫河车等同用，治肾虚骨痿，不能起动。

2. 润肠通便——肠燥津枯便秘。常与沉香、火麻仁同用，治发汗、津液耗伤而致大便秘结；或与当归、牛膝、泽泻等同用，治肾气虚弱之大便不通、小便清长、腰酸背冷。

【用法】 煎服，6～10g。

【注意】 本品能助阳、滑肠，故阴虚火旺及大便泄泻者不宜服。肠胃实热、大便秘结者亦不宜服。

〖锁　阳〗

锁阳甘温肝肠肾，补肾助阳阳亏用，
润肠通便为可用，诸阳不足皆适为。

【性能】 甘，温。归肝、肾、大肠经。

【功用】

1. 补肾助阳——肾阳亏虚，精血不足之阳痿、不孕、下肢痿软、筋骨无力等。常与肉苁蓉、鹿茸、菟丝子等同用；用于肾虚骨瘦，筋骨痿弱，行步艰难，与熟地黄、牛膝等同用。

2. 润肠通便——血虚津亏之肠燥便秘。可单用熬膏服，或与肉苁蓉、火麻仁、生地黄等同用。

【用法】 煎服，5～10g。

【注意】 阴虚阳亢、脾虚泄泻、实热便秘均忌服。

〖 补骨脂 〗

> 骨脂性味苦辛温，补肾壮阳脾肾经，
> 固精缩尿皆可用，温脾止泻又纳气。

【性能】 苦、辛，温。归肾、脾经。

【功用】

1. 补肾壮阳——肾虚阳痿、腰膝冷痛。常与菟丝子、胡桃肉、沉香等同用，治肾虚阳痿；与杜仲、胡桃肉同用，治肾虚阳衰，风冷侵袭之腰膝冷痛。

2. 固精缩尿——肾虚遗精、遗尿、尿频。单用有效，亦可随证配伍他药。如治滑精，以补骨脂、青盐等份同炒为末服；单用本品炒，为末服，治小儿遗尿；与小茴香等份为丸，治肾气虚冷之小便无度。

3. 温脾止泻——脾肾阳虚，五更泄泻。与肉豆蔻、生姜、大枣为丸，或上方加吴茱萸、五味子，均治五更泄。

4. 纳气平喘——肾不纳气，虚寒喘咳。

【用法】 煎服，6～10g。

【注意】 本品性质温燥，能伤阴助火，故阴虚火旺及大便秘结者忌服。

《益智仁》

智仁辛温归脾肾，暖肾固精缩尿用，

温脾开胃能摄唾，下元虚寒用皆灵。

【性能】 辛，温。归肾、脾经。

【功用】

1. 暖肾固精缩尿——下元虚寒之遗精、遗尿、小便频数。常与乌药、山药等同用，治疗梦遗；以益智仁、乌药等份为末，山药糊丸，治下焦虚寒之小便频数。

2. 温脾开胃摄唾——脾胃虚寒，腹痛吐泻及口涎自流。常配川乌、干姜、青皮等同用，治脘腹冷痛，呕吐泄利；若中气虚寒，食少，多涎唾，可单用本品含之，或与理中丸、六君子汤等同用。

【用法】 煎服，3～10g。

《菟丝子》

菟丝子辛甘性平，补肾益精肾肝脾，

养肝明目治目暗，止泻又能安胎用。

【性能】 辛、甘，平。归肾、肝、脾经。

【功用】

1. 补肾益精——肾虚腰痛、阳痿遗精、尿频及宫冷不孕。菟丝子、炒杜仲等份，合山药为丸，治腰痛；与枸杞子、覆盆子、车前子同用，治阳痿遗精；与桑螵蛸、肉苁蓉、鹿茸等同用，治小便过多或失禁；与茯苓、石莲子同用，治遗精、白浊、尿有余沥。

2. 养肝明目——肝肾不足之目暗不明。常与熟地黄、车前子同用。

3. 止泻——脾肾阳虚，便溏泄泻。治脾虚便溏，与人参、白术、补骨脂为丸；与枸杞子、山药、茯苓、莲子同用，可治脾肾虚泄泻。

4. 安胎——用于肾虚胎动不安。常与续断、桑寄生、阿胶同用。

此外，本品亦可治肾虚消渴，如《全生指迷方》单用本品研末蜜丸服，治消渴。

【用法】　煎服，6～12g。

【注意】　本品为平补之药，但偏补阳，阴虚火旺、大便燥结和小便短赤者不宜服。

〖沙苑子〗

沙苑甘温归肝肾，补肾固精阳虚用，

养肝明目治目疾，肾虚腰痛用之灵。

【性能】　甘，温。归肝、肾经。

【功用】

1. 补肾固精——肾虚腰痛、阳痿遗精、遗尿尿频、白带过多。单用有效，也可与莲子、莲须、芡实等同用，治遗精、遗尿、带下。

2. 养肝明目——目暗不明、头昏目花。常与枸杞子、菟丝子、菊花等同用。

【用法】 煎服，10～20g。

【注意】 本品为温补固涩之品，阴虚火旺及小便不利者忌服。

【 蛤 蚧 】

蛤蚧咸平归肺肾，补肺益肾纳气喘，

助阳益精阳虚用，肺肾虚喘用之灵。

【性能】 咸，平。归肺、肾经。

【功用】

1. 补肺益肾、纳气平喘——肺虚咳嗽、肾虚作喘、虚劳喘咳。常与贝母、紫菀、杏仁等同用，治虚劳咳嗽；或与人参、贝母、杏仁等同用，治肺肾虚喘。

2. 助阳益精——肾虚阳痿。可单用浸酒服即效；或与益智仁、巴戟天、补骨脂等同用。

【用法】 煎服，3～6g；研末，每次 1～2g，1 日 3 次；浸酒服用1～2 对。

【注意】 风寒或实热咳喘忌服。

【 冬虫夏草 】

虫草甘温归肺肾，补肾壮阳阳虚用，

益肺止血又化痰，体虚补益效用神。

【性能】 甘，温。归肾、肺经。

【功用】

1. 补肾壮阳——阳痿遗精、腰膝酸痛。可单用浸酒服，或与淫羊藿、杜仲、巴戟天等同用。

2. 益肺止血化痰——久咳虚喘、劳嗽痰血。可单用，或与沙参、川贝母、阿胶、生地黄、麦冬等同用。若肺肾两虚，摄纳无权，气虚作喘者，可与人参、黄芪、胡桃肉等同用。

此外，还可用于病后体虚不复或自汗畏寒，可以本品与鸡肉、鸭肉、猪肉等炖服，有补肾固本、补肺益卫之功。

【用法】　煎服，3～9g；也可入丸、散。

【注意】　有表邪者不宜用。

第三节　补血药

〖当　归〗

当归性味甘辛温，补血圣药肝脾心，
养血活血又调经，润肠通便兼止痛。

【性能】　甘、辛，温。归肝、心、脾经。

【功用】

1. 补血——血虚诸证。当归为补血之圣药。若气血两虚，常配黄芪、人参；若血虚萎黄、心悸失眠，常与熟地黄、白芍、川芎配伍。

2. 养血调经——血虚、血瘀之月经不调、经闭、痛经等。

3. 活血止痛——虚寒性腹痛、跌打损伤、痈疽疮疡、风寒痹痛等。当归为活血行气之要药。配桂枝、芍药、生姜等，治疗血虚、血瘀寒凝之腹痛；与乳香、没药、桃仁、红花等同用，治疗跌打损伤瘀血作痛；与金银花、赤芍、天花粉等同用，治疗疮疡初起肿胀疼痛；与黄芪、人参、肉桂等同用，治疗痈疽溃后不敛；亦可与金银花、玄参、甘草同用，治疗脱疽溃烂，阴血伤败；若风寒痹痛、肢体麻木，常与羌活、防风、黄芪等同用。

4. 润肠通便——血虚肠燥便秘。常与肉苁蓉、牛膝、升麻等同用。

【用法】 煎服，6～12g。

【注意】 湿盛中满、大便泄泻者忌服。

〖 熟地黄 〗

熟地肝肾甘微温，固精益髓补虚损，
精亏血虚腰腿痛，潮热消渴耳目昏。

【性能】 甘，微温。归肝、肾经。

【功用】

1. 补血——血虚诸证。熟地黄为养血补虚之要药。常与当归、白芍、川芎同用，治疗血虚萎黄、眩晕、心悸、失眠及月经不调、崩中漏下等；若心血虚之心悸怔忡，可与远志、酸枣仁同用；若崩漏下血而致血虚血寒、少腹冷痛者，可与阿胶、艾叶同用。

2. 养阴填精益髓——肝肾阴虚诸证。熟地黄为补肾阴之要药。常与山药、山茱萸等同用，治疗肝肾阴虚之腰膝酸软、遗精、盗汗、耳鸣、耳聋及消渴等；亦可与知母、黄柏、龟甲等同用，治疗阴虚骨蒸潮热；常与何首乌、牛膝、菟丝子等配伍，治精血亏虚之须发早白；也可配龟甲、锁阳、狗脊等，治疗肝肾不足之五迟五软。

此外，熟地黄炭能止血，可用于崩漏等血虚出血证。

【用法】 煎服，9～15g。

【注意】 本品性质黏腻，较生地黄更甚，有碍消化，凡气滞痰多、脘腹胀痛、食少便溏者忌服。重用久服宜与陈皮、炒仁等同用，防止黏腻碍胃。

《白 芍》

白芍苦酸性微寒，养血敛阴归脾肝，
柔肝止痛诸痛用，平抑肝阳头痛晕。

【性能】 苦、酸，微寒。归肝、脾经。

【功用】

1. 养血敛阴——肝血亏虚及血虚月经不调。常与熟地黄、当归等同用。

2. 柔肝止痛——肝脾不和之胸胁脘腹疼痛或四肢挛急疼痛。配柴胡、当归、白芍等，治疗血虚肝郁，胁肋疼痛；与白术、防风、陈皮同用，治疗脾虚肝旺，腹痛泄泻；若与木香、黄连等同用，可治疗痢疾腹痛；若阴血虚，筋脉失养而致手足挛急作痛，常配甘草。

3. 平抑肝阳——肝阳上亢之头痛眩晕。常配牛膝、赭石、龙骨、牡蛎等。

此外，本品有敛阴、止汗之功。若外感风寒，营卫不和之汗出恶风，与桂枝同用，以调和营卫；至于阴虚盗汗，则需与龙骨、牡蛎、浮小麦同用。

【用法】 煎服，6～15g，大剂量 15～30g。

【注意】 阳衰虚寒之证不宜用。反藜芦。

阿 胶

阿胶甘平肺肝肾，润肺养肝滋肾阴，

补血止血功效好，血虚阴伤用皆灵。

【性能】 甘，平。归肺、肝、肾经。

【功用】

1. 补血——血虚证。阿胶为补血要药，尤以治疗出血而致血虚者为佳。可单用。亦常配熟地黄、当归、芍药等同用。

2. 止血——出血证。阿胶为止血要药。

3. 润肺——肺阴虚燥咳。常配马兜铃、牛蒡子、杏仁等，治疗肺热阴虚之燥咳痰少、咽喉干燥、痰中带血；也可与桑叶、杏仁、麦冬等同用，治疗燥邪伤肺之干咳无痰、心烦口渴、鼻燥咽干等。

4. 滋阴——热病伤阴之心烦失眠及阴虚风动、手足瘛疭等。常与黄连、白芍等同用，治疗热病伤阴，肾水亏而心火亢，心烦不得眠；也可与龟甲、鸡子黄同用，用治温热病后期，真阴欲竭，阴虚风动，手足瘛疭。

【用法】 3～9g。入汤剂宜烊化冲服。

【注意】 本品黏腻，有碍消化。脾胃虚弱者慎用。

〖何首乌〗

首乌苦甘涩微温，制生两物用不同，

补益精血为制用，解毒截疟润肠生。

【性能】 苦、甘、涩，微温。归肝、肾经。

【功用】

1. 制用：补益精血——精血亏虚、头晕眼花、须发早白、腰膝酸软、遗精、崩带。治血虚萎黄、失眠健忘，常与熟地黄、当归、酸枣仁等同用；与当归、枸杞子、菟丝子等同用，治精血亏虚之腰酸脚弱、头晕眼花、须发早白及肾虚无子；亦常配伍桑椹、黑芝麻、杜仲等，用治肝肾亏虚之腰膝酸软、头晕目花、耳鸣耳聋。

2. 生用：解毒、截疟、润肠通便——久疟、痈疽、瘰疬、肠燥便秘等。疟疾日久，气血虚弱，生首乌与人参、当归、陈皮、煨姜同用；瘰疬痈疮、皮肤瘙痒，可配伍夏枯草、土贝母、当归等药；也可与防风、苦参、薄荷同用煎汤洗，治遍身疮肿痒痛；若年老体弱之人血虚肠燥便秘，可与肉苁蓉、当归、火麻仁等同用。

【用法】 煎服，6～12g。

【注意】 大便溏泄及湿痰较重者不宜用。

第四节 补阴药

〖北沙参〗

北参微寒甘微苦，养阴清肺归肺胃，

益胃生津功效好，肺胃阴虚皆可用。

【性能】 甘、微苦，微寒。归肺、胃经。

【功用】

1. 养阴清肺——肺阴虚证。常与麦冬、南沙参、杏仁、桑叶、玄参等药同用。

2. 益胃生津——胃阴虚证。常与石斛、玉竹、乌梅同用。胃阴脾气俱虚者，宜与山药、太子参、黄精同用。

【用法】 煎服，5～12g。

【注意】《本草从新》谓北沙参"反藜芦"，《中华人民共和国药典》(1995年版)亦认为北沙参"不宜与藜芦同用"，故应加以注意。

〖南沙参〗

南参甘微寒肺胃，养阴化痰又清肺，

养胃生津兼补气，肺胃阴虚皆可退。

【性能】 甘，微寒。归肺、胃经。

【功用】

1. 养阴清肺、化痰补气——肺阴虚证。常与北沙参、麦冬、杏仁配伍。

2. 清胃生津——胃阴虚证。多与玉竹、麦冬、生地黄配伍。

【用法】 煎服，9～15g。

【注意】 反藜芦。

〖百合〗

百合甘寒肺心胃，养阴润肺能安神，

阴虚诸证效皆灵，清心安神百合病。

【性能】 甘，微寒。归肺、心、胃经。

【功用】

1. 养阴润肺——肺阴虚证。本品微寒，作用平和，能补肺阴，兼能清肺热。润肺清肺之力虽不及北沙参、麦冬等药，但兼有一定的止咳祛痰作用。用于阴虚肺燥有热之干咳少痰、咳血或咽干喑哑等症，常与生地黄、玄参、桔梗、川贝母等清肺、祛痰药同用，如百合固金汤（《慎斋遗书》）。

2. 清心安神——阴虚有热之失眠心悸及百合病心肺阴虚内热证。治虚热上扰之失眠。心悸，可与麦冬、酸枣仁、丹参等清心安神药同用。治疗以神志恍惚、情绪不能自主、口苦、小便赤、脉微数等为主的百合病心肺阴虚内热证，常与生地黄、知母等养阴清热之品同用。

此外，本品还能养胃阴、清胃热，对胃阴虚有热之胃脘疼痛亦宜选用。

【用法】 煎服，6～12g。蜜制可增加润肺作用。

〖 麦 冬 〗

麦冬微寒甘微苦，养阴生津肺胃心，
　润肺清心阴虚用，阴虚兼热用之神。

【性能】 甘、微苦，微寒。归胃、肺、心经。

【功用】

1. 养阴生津——胃阴虚证。治热伤胃阴，口干舌燥，常与生地黄、玉竹、沙参等品同用。治消渴，可与天花粉、乌梅等品同用。与半夏、人参等同用，治胃阴不足之气逆呕吐。与生地黄、玄参同用，治热邪伤津之便秘。

2. 养阴润肺——肺阴虚证。阴虚肺燥有热的鼻燥咽干、干咳痰少、咳血、咽痛喑哑等症，常与阿胶、石膏、桑叶、枇杷叶等品同用。

3. 养阴清心——心阴虚证。用于心阴虚有热之心烦、失眠多梦、健忘、心悸怔忡等症，与生地黄、酸枣仁、柏子仁等品同用。热伤心营，神烦少寐者，与黄连、生地黄、玄参等品同用。

【用法】　煎服，6～12g。

〖天　冬〗

天冬甘苦寒性味，清肺生津肺肾胃，

滋阴益肾兼润燥，诸病阴虚用之神。

【性能】　甘、苦，寒。归肺、肾、胃经。

【功用】

1. 清肺生津——肺阴虚证。常与麦冬、沙参、川贝母等药同用。

2. 滋阴益肾——肾阴虚证。肾阴亏虚，眩晕耳鸣，腰膝酸痛者，常与熟地黄、枸杞子、牛膝等同用。阴虚火旺，骨蒸潮热者，与生地黄、麦冬、知母、黄柏等同用。治肾阴久亏，内热消渴证，可与生地黄、山药、女贞子等同用。肺肾阴虚之咳嗽咯血，可与生地黄、玄参、川贝母等同用。

3. 养阴润燥——热病伤津之食欲不振、口渴及肠燥便秘等症。气阴两伤，食欲不振，口渴者，宜与生地黄、人参等养阴生津益气之品配伍。津亏肠燥便秘者，宜与生地黄、当归、生首乌等养阴生津、润肠通便之品同用。

【用法】 煎服，6～12g。

【注意】 本品甘寒滋腻之性较强，脾虚泄泻、痰湿内盛者忌用。

石 斛

石斛微寒甘胃肾，益胃生津兼滋阴，
阴虚有热效用灵，补肾明目有奇功。

【性能】 甘，微寒。归胃、肾经。

【功用】

1. 益胃生津——胃阴虚及热病伤津证。主治热病伤津之烦渴、舌干苔黑之症，常与天花粉、鲜地黄、麦冬等品同用。治胃热阴虚之胃脘疼痛、牙龈肿痛、口舌生疮，可与生地黄、麦冬、黄芩等同用。

2. 滋阴清热——肾阴虚证。肾阴亏虚，目暗不明者，常与枸杞子、熟地黄、菟丝子等品同用。肾阴亏虚，筋骨痿软者，常与熟地黄、山茱萸、杜仲、牛膝同用。肾虚火旺，骨蒸劳热者，宜与生地黄、枸杞子、黄柏、胡黄连等同用。

【用法】 煎服，6～12g；鲜用，15～30g。

玉竹（葳蕤）

葳蕤微寒甘肺胃，养阴润燥能生津，

肺胃阴虚皆可用，阴虚感冒用之神。

【性能】　甘，微寒。归肺、胃经。

【功用】

1. 养阴润燥——肺阴虚证。用于阴虚肺燥有热的干咳少痰、咯血、声音嘶哑等症，常与沙参、麦冬、桑叶等同用。治阴虚火旺之咯血、咽干、失音，可与麦冬、地黄、贝母等同用。

2. 生津止渴——胃阴虚证。常与麦冬、沙参等品同用。

此外，本品还可用于热伤心阴之烦热多汗、惊悸等症，宜与麦冬、酸枣仁等清热养阴安神之品配伍。本品亦可与疏散风热之薄荷、淡豆豉等品同用，治阴虚之体感受风温及冬温咳嗽、咽干痰结等症。

【用法】　煎服，6～12g。

黄　精

黄精味甘药性平，归入脾肺与肾经，
补气养阴能润肺，健脾益肾效用灵。

【性能】　甘，平。归脾、肺、肾经。

【功用】

1. 补气养阴润肺——阴虚肺燥之干咳少痰及肺肾阴虚的劳咳久咳。治疗肺金气阴两伤之干咳少痰，多与沙参、川贝母等药同用。

2. 健脾——脾虚阴伤证。脾脏气阴两虚之面色萎黄、困倦乏力、口干食少、大便干燥，单用或与补气健脾药同用。

3. 益肾——肾精亏虚。单用，亦可与枸杞子、何首乌等补益肾精之品同用。

【用法】 煎服，9～15g。

枸杞子

枸杞甘平归肝肾，滋补肝肾又益精，
明目常用效果好，肝肾阴虚早衰行。

【性能】 甘，平。归肝、肾经。

【功用】

滋补肝肾、益精明目——肝肾阴虚及早衰。治疗精血不足所致的视力减退、内障目昏、头晕目眩、腰膝酸软、遗精滑泄、耳聋、牙齿松动、须发早白、失眠多梦以及肝肾阴虚所致的潮热盗汗、消渴等证的方中，都颇为常用。可单用，或与怀牛膝、菟丝子、何首乌等品同用。因其能明目，故多用于肝肾阴虚或精亏血虚之两目干涩、内障目昏，常与熟地黄、山茱萸、山药、菊花等同用。

【用法】 煎服，6～12g。

墨旱莲

旱莲甘酸寒肝肾，滋补肝肾配女贞，
凉血止血治血热，肝肾阴虚用之神。

【性能】 甘、酸，寒。归肝、肾经。

【功用】

1. 滋补肝肾——肝肾阴虚证。单用或与女贞子同用，亦常与熟地黄、枸杞子等配伍。

2. 凉血止血——阴虚血热的失血证。单用或与生地黄、阿胶等品同用。

【用法】 煎服，6～12g。

《女贞子》

> 女贞甘苦凉肝肾，养肝益肾滋补阴，
> 肝肾阴虚为常用，乌须明目效果神。

【性能】 甘、苦，凉。归肝、肾经。

【功用】

滋补肝肾、乌须明目——肝肾阴虚证。用于肝肾阴虚所致的目暗不明、视力减退、须发早白、眩晕耳鸣、失眠多梦、腰膝酸软、遗精、消渴及阴虚内热之潮热、心烦等症，常与墨旱莲配伍。阴虚有热，目微红羞明，眼珠作痛者，宜与生地黄、石决明、谷精草等同用。肾阴亏虚之消渴者，宜与生地黄、天冬、山药等同用。阴虚内热之潮热心烦者，宜与生地黄、知母、地骨皮等同用。

【用法】 煎服，6～12g。因其主要成分齐墩果酸不易溶于水，故以入丸剂为佳。本品以黄酒拌后蒸制，可增强滋补肝肾作用，并使苦寒之性减弱，避免滑肠。

《龟 甲》

> 龟甲甘寒肾肝心，养血补心止血用，
> 滋阴潜阳又健骨，阳亢内热和风动。

【性能】 甘，寒。归肾、肝、心经。

【功用】

1. 滋阴潜阳——肝肾阴虚所致的阴虚阳亢、阴虚内热、阴虚风动证。对阴虚阳亢之头目眩晕，常与天冬、白芍、牡蛎等品同用。治阴虚内热，骨蒸潮热，盗汗遗精者，常与熟地黄、知母、黄柏等同用。治阴虚风动，神倦瘈疭者，宜与阿胶、鳖甲、生地黄等品同用。

2. 益肾健骨——肾虚之筋骨痿弱。用于肾虚之筋骨不健、腰膝酸软、步履乏力及小儿鸡胸、龟背、囟门不合诸症，常与熟地黄、知母、黄柏、锁阳等同用。用于小儿脾肾不足，阴血亏虚，发育不良，宜与紫河车、鹿茸、山药、当归等同用。

3. 养血补心——阴血亏虚之惊悸、失眠、健忘。适用于阴血不足，心肾失养之惊悸、失眠、健忘，常与石菖蒲、远志、龙骨等品同用。

此外，本品还能止血。因其长于滋养肝肾，性偏寒凉，故尤宜于阴虚血热，冲任不固之崩漏、月经过多，常与生地黄、黄芩、地榆等滋阴清热、凉血止血之品同用。

【用法】 煎服，9～24g。宜先煎。本品经沙炒醋淬后，有效成分更容易煎出；并除去腥气，便于制剂。

《鳖 甲》

鳖甲甘咸寒肝肾，滋阴潜阳退热蒸，

软坚散结效亦好，癥瘕积聚用皆灵。

【性能】 甘、咸，寒。归肝、肾经。

【功用】

1. 滋阴潜阳、退热除蒸——肝肾阴虚证。用于肝肾阴虚所致阴虚内热、阴虚风动、阴虚阳亢诸证。治疗温病后期，阴液耗伤，邪伏阴分，夜热早凉，热退无汗者，常与牡丹皮、生地黄、青蒿等品同用。治疗阴血亏虚，骨蒸潮热者，常与秦艽、地骨皮等品同用。主治阴虚风动，手足瘛疭者，常与阿胶、生地黄、麦冬等品同用。

2. 软坚散结——癥瘕积聚。与牡丹皮、桃仁、厚朴、半夏等品同用，治疟疾日久不愈，胁下痞硬成块者。

【用法】 煎服，9～24g。宜先煎。本品经砂炒醋淬后，有效成分更容易煎出；其可去其腥气，易于粉碎，方便制剂。

第十八章 收涩药

● 【含义】 凡以收敛固涩，用以治疗各种滑脱病证为主要作用的药物称为收涩药，又称固涩药。

● 【功用】 收涩药主要用于久病体虚、正气不固、脏腑功能衰退所致的自汗、盗汗、久咳虚喘、久泻、久痢、遗精、滑精、遗尿、尿频、崩带不止等滑脱不禁的病证。

● 【注意】 收涩药性涩敛邪，故凡表邪未解和湿热所致之泻痢、带下、血热出血以及郁热未清者，均不宜用，误用有"闭门留寇"之弊。但某些收涩药除收涩作用之外，兼有清湿热、解毒等功效，则又当分别对待。

第一节　固表止汗药

〖麻黄根〗

根甘涩平归肺经，敛肺止汗有专能，
自汗盗汗虚汗出，服用此药均适应。

【性能】 甘、微涩，平。归肺经。

【功用】

固表止汗——自汗、盗汗。本品为敛肺固表止汗之要药。治气虚自汗，常与黄芪、牡蛎同用。治阴虚盗汗，常与熟地黄、当归等同用。治产后虚汗不止，常与当归、黄芪等配伍。

此外，本品外用配伍牡蛎共研细末，扑于身上，可治各种虚汗证。

【用法】　煎服，3～9g；外用适量。

【注意】　有表邪者忌用。

《浮小麦》

浮麦甘凉归心经，固表止汗除骨蒸，

骨蒸劳热诸汗出，服用此药最适应。

【性能】　甘，凉。归心经。

【功用】

1. 固表止汗、益气——自汗、盗汗。本品为养心敛液、固表止汗之佳品，可单用。治气虚自汗者，可与黄芪、煅牡蛎、麻黄根同用；治阴虚盗汗者，可与五味子、麦冬、地骨皮等药同用。

2. 除热——骨蒸劳热。治阴虚发热、骨蒸劳热等证，常与玄参、麦冬、生地黄、地骨皮等药同用。

【用法】　煎服，15～30g；研末服，3～5g。

【注意】　表邪汗出者忌用。

第二节　敛肺涩肠药

《五味子》

五味酸甘其性温，论其归经肺心肾，

　　收敛固涩益气阴，补肾宁心效用神。

【性能】　酸、甘，温。归肺、心、肾经。

【功用】

1. 收敛固涩——久咳虚喘、自汗、盗汗、遗精、滑精、久泻不止。治肺虚久咳，可与罂粟壳同用；治肺肾两虚喘咳，常与山茱萸、熟地黄、山药等同用。治自汗、盗汗者，可与麻黄根、牡蛎等同用。治滑精者，可与桑螵蛸、附子、龙骨等同用。治梦遗者，常与麦冬、山茱萸、熟地黄、山药同用。治脾肾虚寒之久泻不止，可与补骨脂、肉豆蔻、吴茱萸同用。

2. 益气生津——津伤口渴、消渴。治热伤气阴，汗多口渴者，常与人参、麦冬同用；治阴虚内热，口渴多饮之消渴证，多与山药、知母、天花粉、黄芪等同用。

3. 补肾宁心——心悸、失眠、多梦。治阴血亏损，心神失养，或心肾不交之虚烦心悸、失眠多梦，常与麦冬、丹参、生地黄、酸枣仁等同用。

【用法】　煎服，2～6g；研末服，1～3g。

【注意】　凡表邪未解、内有实热、咳嗽初起、麻疹初期均不宜用。

乌 梅

乌梅酸涩药性平，归肝脾肺大肠经，

敛肺止咳止肠泻，安蛔止痛能生津。

【性能】 酸、涩，平。归肝、脾、肺、大肠经。

【功用】

1. 敛肺止咳——肺虚久咳。常与罂粟壳、杏仁同用。

2. 涩肠止泻——久泻、久痢。常与罂粟壳、诃子同用。

3. 安蛔止痛——蛔厥腹痛、呕吐。常配细辛、川椒、黄连、附子等。

4. 生津止渴——虚热消渴。可单用煎服，或与天花粉、麦冬、人参等同用。

此外，本品炒炭后收敛力强，能固冲止漏，可用于崩漏不止、便血等；外敷能消疮毒，可治胬肉外突、头疮等。

【用法】 煎服，6～12g，大剂量可用至30g。外用适量，捣烂或炒炭研末外敷。止泻止血宜炒炭用。

【注意】 外有表邪或内有实热积滞者均不宜服。

五倍子

五倍酸涩其性寒，归经肺肾与大肠，

敛肺降火能止汗，收敛固涩诸滑脱。

【性能】 酸、涩，寒。归肺、大肠、肾经。

【功用】

1. 敛肺降火、止咳——咳嗽、咯血。适用于久咳及肺热咳嗽,尤宜用于咳嗽咯血者。治肺虚久咳,常与五味子、罂粟壳同用;治肺热痰嗽,可与瓜蒌、黄芩、贝母同用;治热灼肺络之咳嗽咯血,常与藕节、白及同用。

2. 止汗——自汗、盗汗。

3. 涩肠止泻——久泻、久痢。治久泻、久痢,可与诃子、五味子配伍。

4. 固精止遗——遗精、滑精。治肾虚精关不固之遗精、滑精者,常与龙骨、茯苓等同用。

5. 收敛止血——崩漏、便血痔血。治崩漏,可单用,或与棕榈炭、血余炭等同用;治便血、痔血,可与槐花、地榆等同用,或煎汤熏洗患处。

6. 收湿敛疮——湿疮、肿毒。治湿疮流水、溃疡不敛、疮疖肿毒、肛脱不收、子宫下垂等,可单味或配合枯矾研末外敷或煎汤熏洗。

【用法】 煎服,3～6g;入丸、散服,每次1～1.5g;外用适量,研末外敷或煎汤熏洗。

【注意】 湿热泻痢者忌用。

〖 罂粟壳 〗

罂粟酸涩平有毒,归经肺肾与大肠,
涩肠止泻又止痛,敛肺止咳虚咳用。

【性能】 酸、涩,平。有毒。归肺、大肠、肾经。

【功用】

1. 涩肠止泻——久泻、久痢。本品"为涩肠止泻之圣药"。治脾虚久泻不止者，常与诃子、陈皮、砂仁等同用；治脾虚中寒久痢不止者，常与肉豆蔻等同用。若配苍术、人参、乌梅、肉豆蔻等，可治脾肾两虚之久泻不止。

2. 敛肺止咳——肺虚久咳。可单用蜜炙研末冲服，或配乌梅肉。

3. 止痛——胃痛、腹痛、筋骨疼痛。

【用法】 煎服，3～6g。止咳蜜制用，止血止痛醋炒用。

【注意】 本品过量或持续服用易成瘾。咳嗽或泻痢初起邪实者忌用。

诃 子

诃子苦酸涩性平，论其归经肺大肠，

敛肺止咳又开音，涩肠止泻效用强。

【性能】 苦、酸、涩，平。归肺、大肠经。

【功用】

1. 涩肠止泻——久泻、久痢。可单用。若久泻、久痢属虚寒者，常与干姜、罂粟壳、陈皮配伍。配人参、黄芪、升麻等药，可用于泻痢日久，中气下陷之脱肛；若配防风、秦艽、白芷等药，可治肠风证。

2. 敛肺止咳、利咽开音——久咳、失音。肺虚久咳失音者，可与人参、五味子等同用；痰热郁肺，久咳失音者，常与桔梗、甘草同用；治久咳失音，咽喉肿痛者，常与硼酸、青黛、冰片等制蜜丸噙化。

【用法】 煎服，3～10g。涩肠止泻宜煨用，敛肺清热，利咽开音宜生用。

【注意】 凡外有表邪、内有湿热积滞者忌用。

〖肉豆蔻〗

肉蔻辛温肠胃脾，温中固肠散寒积，
脾胃虚寒腹胀痛，霍乱吐泻赤白痢。

【性能】 辛，温。归脾、胃、大肠经。

【功用】

1. 涩肠止泻——虚泻、冷痢。常与肉桂、干姜、党参、白术、诃子同用。

2. 温中行气——胃寒胀痛、食少呕吐。常与木香、干姜、半夏同用。

【用法】 煎服，3～10g；入丸、散服，每次0.5～1g。内服需煨熟去油用。

【注意】 湿热泻痢者忌用。

〖赤石脂〗

石脂甘涩温胃肠，止血止泻疗痔疮，
虚寒腹痛赤白痢，吐衄便血及疮疡。

【性能】 甘、涩，温。归大肠、胃经。

【功用】

1. 涩肠止泻——久泻、久痢。泻痢日久、滑脱不禁、脱肛等症，常与禹余粮同用；虚寒下痢，便脓血不止者，常与干姜、粳米同用。

2. 收敛止血——崩漏、便血。崩漏，常与海螵蛸、侧柏叶同用；便血、痔疮出血，常与禹余粮、龙骨、地榆同用。

3. 敛疮生肌——疮疡久溃。常与龙骨、乳香、没药、血竭等同用。

【用法】 煎服，9～12g；外用适量，研细末撒患处或调敷。

【注意】 湿热积滞泻痢者忌服。孕妇慎用。畏官桂。

第三节　固精缩尿止带药

〖 山茱萸 〗

山萸肉酸涩微温，收敛固涩归肝肾，

补肾益肝滑脱涩，敛精尿崩及虚脱。

【性能】 酸、涩，微温。归肝、肾经。

【功用】

1. 补益肝肾——腰膝酸软、头晕耳鸣、阳痿。本品为平补阴阳之要药。治肝肾阴虚之头晕目眩、腰酸耳鸣者，常与熟地黄、山药等配伍；治命门火衰之腰膝冷痛、小便不利者，常与肉桂、附子等同用；治肾阳虚阳痿者，多与鹿茸、补骨脂、巴戟天、淫羊藿等配伍。

2. 收敛固涩——遗精滑精、遗尿尿频、崩漏、月经过多、大汗不止、体虚欲脱。治肾虚精关不固之遗精、滑精者，常与熟地黄、山药等同用；治肾虚膀胱失约之遗尿、尿频者，常与覆盆子、金樱子、沙苑子、桑螵蛸同用；治妇女肝肾亏损，冲任不固之崩漏及月经过多者，常与熟地黄、白芍、当归同用；若脾气虚弱，冲任不固而漏下不止者，常与龙骨、黄芪、白术、五味子同用。本品为防治元气虚脱之要药，治大汗欲脱或久病虚脱者，常与人参、附子、龙骨同用。

此外，本品亦治消渴证，多与生地黄、天花粉等同用。

【用法】　煎服，6～12g；急救固脱 20～30g。

【注意】　素有湿热而致小便淋涩者，不宜应用。

【《 覆盆子 》】

覆盆甘酸性微温，固精缩尿入肝肾，
益肝补肾能明目，遗精遗尿皆堪用。

【性能】　甘、酸，微温。入肝、肾经。

【功用】

1. 固精缩尿——遗精滑精、遗尿尿频。治肾虚遗精、滑精、阳痿、不孕者，常与枸杞子、菟丝子、五味子等同用；治肾虚遗尿、尿频者，常与桑螵蛸、益智仁、补骨脂同用。

2. 益肝肾明目——肝肾不足，目暗不明。可单用，或与枸杞子、桑椹、菟丝子同用。

【用法】　煎服，6～12g。

【《 桑螵蛸 》】

桑螵蛸甘咸性平，固精缩尿归肝肾，

补肾助阳阳痿用，遗精遗尿效用神。

【性能】 甘、咸，平。归肝、肾经。

【功用】

1. 固精缩尿——遗精、滑精、遗尿、尿频、白浊。治肾虚遗精、滑精，常与龙骨、五味子、制附子同用；治小儿遗尿，可单用；治心神恍惚、小便频数、遗尿、白浊，可与远志、龙骨、石菖蒲配伍。

2. 补肾助阳——阳痿。常与鹿茸、肉苁蓉、菟丝子同用。

【用法】 煎服，5～10g。

【注意】 本品助阳固涩，故阴虚多火、膀胱有热而小便频数者忌用。

〖金樱子〗

金樱酸涩其性平，归经膀胱肾大肠，
固精缩尿又止带，涩肠止泻效用强。

【性能】 酸、涩，平。归肾、膀胱、大肠经。

【功用】

1. 固精缩尿止带——遗精、滑精、遗尿、尿频、带下。可单用，或与芡实相须而用；或配伍菟丝子、补骨脂、海螵蛸等补肾固涩之品同用。

2. 涩肠止泻——久泻、久痢。治脾虚久泻、久痢，可单用浓煎服；或配伍党参、白术、芡实、五味子同用。

此外，取其收涩固敛之功，本品还可用于崩漏、脱肛、子宫脱垂等症。

【用法】 煎服，6～12g。

〖海螵蛸〗

海蛸咸涩性微温，固精止带归肝肾，
收敛止血兼制酸，收湿敛疮又止痛。

【性能】 咸、涩，微温。归肝、肾经。

【功用】

1. 固精止带——遗精、带下。治肾失固藏之遗精、滑精，常与山茱萸、菟丝子、沙苑子同用；治肾虚带脉不固之带下清稀者，常与山药、芡实同用；如为赤白带下，则与白芷、血余炭同用。

2. 收敛止血——崩漏、吐血、便血及外伤出血。治崩漏，常与茜草、棕榈炭、五倍子同用；治吐血、便血者，常与白及等份为末服；治外伤出血，可单用研末外敷。

3. 制酸止痛——胃痛吐酸。常与延胡索、白及、贝母、瓦楞子同用。

4. 收湿敛疮——湿疮、湿疹、溃疡不敛等。常配黄柏、青黛、煅石膏等药研末外敷。

【用法】 煎服，5～10g；散剂酌减；外用适量。

〖芡 实〗

芡实性味甘涩平，除湿止带脾肾经，
益肾固精治滑遗，健脾止泻虚泻用。

【性能】 甘、涩，平。归脾、肾经。

【功用】

1. 益肾固精——遗精、滑精。常与金樱子相须而用；亦可与莲子、莲须、牡蛎配伍。

2. 健脾止泻——脾虚久泻。常与白术、茯苓、扁豆同用。

3. 除湿止带——带下。脾肾两虚之带下清稀，常与党参、白术、山药等药同用。湿热带下，则配伍清热利湿之黄柏、车前子同用。

【用法】 煎服，10～15g。

第十九章 涌吐药

● 【含义】 凡以促使呕吐，治疗毒物、宿食、痰涎等停滞在胃脘或胸膈以上所致病证为主的药物，称为涌吐药，又名催吐药。

● 【功用】 本类药物具有涌吐毒物、宿食、痰涎的作用。适用于误食毒物，停留胃中，未被吸收；或宿食停滞不化，尚未入肠，胃脘胀痛；或痰涎壅盛，阻于胸膈或咽喉，呼吸急促；或痰浊上涌，蒙蔽清窍，癫痫发狂等症。

● 【注意】 涌吐药作用强烈，且多具毒性，易伤胃损正，故仅适用于形证俱实者。为了确保临床用药的安全、有效，宜采用"小量渐增"的使用方法，切忌骤用大量；同时要注意"中病即止"，只可暂投，不可连服或久服，谨防中毒或涌吐太过，导致不良反应。

【常 山】

常山性味苦辛寒，有毒归经肺心肝，
截疟涌吐逐饮痰，诸般疟疾痰饮用。

【性能】 苦、辛，寒。有毒。归肺、心、肝经。

【功用】

1. 涌吐痰涎——胸中痰饮证。常以本品配甘草，水煎和蜜温服。然此法今已少用。

2. 截疟——疟疾。本品为治疟之要药，可单用，临证亦可配伍运用。治一切疟疾，寒热往来，发作有时者，常山、槟榔同用；治疟疾寒热，或二三日一发者，可与厚朴、草豆蔻、肉豆蔻、槟榔等同用；若虚人久疟不止者，可与黄芪、人参、乌梅等同用；疟久不愈而成疟母者，则与鳖甲、三棱、莪术等同用。

【用法】 煎服，5～9g；入丸、散酌减。涌吐可生用，截疟宜酒制用。治疟宜在病发作前半天或2小时服用，并配伍陈皮、半夏等减轻其致吐的副作用。

【注意】 本品有毒，且能催吐，故用量不宜过大，体虚及孕妇不宜用。

【 瓜 蒂 】

瓜蒂苦寒毒归胃，催吐痰食积胸胃，

祛湿退黄治黄疸，食物中毒黄疸用。

【性能】 苦，寒。有毒。归胃经。

【功用】

1. 涌吐痰食——风痰、宿食停滞及食物中毒诸证。可单用，或与赤小豆为散，用香豉煎汁和服；若风痰内扰，上蒙清窍，发为癫痫，发狂欲走者，或痰涎涌喉，喉痹喘息者，亦可单用本品为末取吐。

2. 祛湿退黄——湿热黄疸。多单用本品研末吹鼻，令鼻中流黄水为有效。也可内服，瓜蒂锉末，水煎去渣顿服，治疗诸黄。

【用法】 煎服，2.5～5g；入丸、散服，每次0.3～1g；外用适量，研末吹鼻，待鼻中流出黄水即可停药。

【注意】 体虚、吐血、咯血、胃弱、孕妇及上部无实邪者忌用。

《 胆　矾 》

胆矾酸涩辛性寒，论其有毒归胆肝，
涌吐痰涎又解毒，祛腐蚀疮收湿用。

【性能】 酸、涩、辛，寒。有毒。归肝、胆经。

【功用】

1. 涌吐痰涎——喉痹、癫痫、误食毒物。用治喉痹，可与僵蚕共为末，吹喉；用治风痰癫痫，单用本品研末，温醋调下；若误食毒物，可单用本品取吐。

2. 解毒收湿——风眼赤烂、口疮、牙疳。多外用。

3. 祛腐蚀疮——胬肉、疮疡。外用。

【用法】 温水化服，0.3～0.6g；外用适量，研末撒或调敷，或以水溶化后外洗。

【注意】 体虚者忌用。

第二十章 攻毒杀虫止痒药

● 【含义】 凡以攻毒疗疮、杀虫止痒为主要作用的
药物，分别称为攻毒药或杀虫止痒药。

● 【功用】 本类药物以外用为主，兼可内服。主要
适用于某些外科皮肤及五官科病证，如疮痈疔毒、疥
癣、湿疹、聤耳、梅毒及虫蛇咬伤、癌肿等。

● 【注意】 本类药物多具不同程度的毒性，所谓
"攻毒"即有以毒制毒之意，无论外用或内服，均应严
格掌握剂量及用法，不可过量或持续使用，以防发生毒
副反应。

【 雄 黄 】

> 雄黄辛温胃肝肠，攻毒杀虫疗疮痈，
> 疥癣恶疮毒虫伤，疟疾惊痫头晕眩。

【性能】 辛，温。有毒。归肝、胃、大肠经。

【功用】

解毒杀虫——痈肿疔疮、湿疹疥癣、蛇虫咬伤。治痈
肿疔毒，可单用或入复方，且较多外用。与黄连、松脂、
血余炭为末，猪脂为膏，外涂可用治痈疽。治蛇虫咬伤，
轻者单用本品和麻油调涂患处；重者内外兼施，当与五灵

脂共为细末，酒调灌服，并外敷。若与牵牛子、槟榔等同用，可治虫积腹痛。

本品内服能祛痰截疟。治癫痫，可与朱砂同用。与杏仁、巴豆同用，可治小儿喘满咳嗽。

【用法】 外用适量，研末敷，麻油调搽或烟熏。内服0.05~0.1g，入丸、散用。

【注意】 内服宜慎，不可久服。外用不宜大面积涂擦及长期持续使用。孕妇禁用。切忌火煅。

《 硫 黄 》

硫黄酸温大肠肾，壮阳散寒健骨筋，

阳痿虚寒久泻痢，疥癞疮癣用除根。

【性能】 酸，温。有毒。归肾、大肠经。

【功用】

1. 外用解毒杀虫疗疮——外用治疥癣、湿疹、阴疽疮疡。硫黄为治疗疥疮的要药。治疥疮可单用。若与轻粉、斑蝥、冰片为末，同麻油、面粉为膏，涂敷患处，可治顽癣瘙痒。若治疮疽，则可与荞麦面、白面为末贴敷患处。

2. 内服补火助阳通便——内服治阳痿、虚喘冷哮、虚寒便秘。治腰冷膝弱、失精遗溺等，可单用。治肾虚阳痿，常与鹿茸、补骨脂、蛇床子等同用。若配附子、肉桂、沉香，可治肾不纳气之喘促。治虚冷便秘，以硫黄配半夏用。

【用法】 外用适量，研末敷或加麻油调敷患处。内服1.5~3g，炮制后入丸、散服。

【注意】 阴虚火旺及孕妇忌服。

〖白 矾〗

白矾酸寒涩入脾，收敛止血祛痰宜，
风痰癫痫瘰疬疮，失血喉痹吐泻痢。

【性能】 酸、涩，寒。归肺、脾、肝、大肠经。

【功用】

1. 外用解毒杀虫、燥湿止痒——外用治湿疹瘙痒、疮疡疥癣。治痈疽，常配朴硝研末外用；白矾更是治疗痔疮、脱肛、子宫脱垂的常用药。

2. 内服止血、止泻、化痰——①便血、吐衄、崩漏。治衄血不止，以枯矾研末吹鼻；治崩漏，配五倍子、地榆；治金疮出血，用生矾、煅矾（枯矾）配松香研末，外敷伤处。②久泻久痢，可配煨诃子肉为散。③痰厥癫狂痫证，当配郁金为末，薄荷糊丸服。④湿热黄疸。有祛湿退黄之功，可与硝石配伍治女劳疸。

【用法】 外用适量，研末撒布、调敷或化水洗患处；内服 0.6～1.5g，入丸、散服。

【注意】 体虚胃弱及无湿热痰火者忌服。

〖蛇床子〗

蛇床辛苦温小毒，归肾止痒能杀虫，
燥湿止带治腰痛，温肾壮阳温虚冷。

【性能】 辛、苦，温。有小毒。归肾经。

【功用】

1. 杀虫止痒——阴部湿痒、湿疹、疥癣。常与苦参、黄柏、白矾等配伍,较多外用。

2. 燥湿——寒湿带下、湿痹腰痛。治带下、腰痛,尤宜于寒湿兼肾虚所致者,常与山药、杜仲、牛膝等同用。

3. 温肾壮阳——肾虚阳痿、宫冷不孕。常配伍当归、枸杞子、淫羊藿、肉苁蓉。

【用法】 外用适量,多煎汤熏洗或研末调敷;内服3~10g。

【注意】 阴虚火旺或下焦有湿热者不宜内服。

〖 蟾 酥 〗

蟾酥辛温毒心经,解毒止痛消肿痛,

痈疽疔毒疮化脓,开窍醒神用之灵。

【性能】 辛,温。有毒。归心经。

【功用】

1. 解毒止痛——痈疽疔疮、瘰疬、咽喉肿痛、牙痛。治痈疽及恶疮,常配麝香、朱砂等,用葱白汤送服。治咽喉肿痛及痈疖,与牛黄、冰片等配用。治牙痛,可单用。

2. 开窍醒神——痧胀腹痛、神昏吐泻。用治伤于暑湿秽浊或饮食不洁而致的痧胀腹痛、吐泻不止,甚至昏厥,常与麝香、丁香、雄黄等药配伍。

【用法】 内服0.015~0.03g,研细,多入丸、散用;外用适量。

【注意】 本品有毒,内服慎勿过量。外用不可入目。孕妇忌用。

第二十一章　拔毒化腐生肌药

● 【含义】　凡以外用拔毒化腐、生肌敛疮为主要作用的药物，称为拔毒化腐生肌药。

● 【功用】　本类药物主要适用于痈疽疮疡溃后脓出不畅，或溃后腐肉不去，新肉难生，伤口难以生肌愈合之证；以及癌肿、梅毒；有些还常用于皮肤湿疹瘙痒及五官科的口疮、喉证、目赤翳障等。

● 【注意】　本类药物多具剧烈毒性或强大刺激性，使用时应严格控制剂量和用法，外用也不可过量或过久应用，有些药还不宜在头面及黏膜上使用，以防发生毒副反应。其中含砷、汞、铅类的药物毒副作用甚强，更应严加注意。

〖升　药〗

升药辛热毒肺脾，拔毒化腐功效奇，
痈疽难溃去腐肉，湿疮顽癣拔毒无。

【性能】　辛，热。有大毒。归肺、脾经。

【功用】

拔毒去腐——痈疽溃后，脓出不畅，或腐肉不去，新肉难生。常与收湿敛疮的煅石膏同用。

此外，升药也可用治湿疮、黄水疮、顽癣及梅毒等。

【用法】 外用适量。本品只供外用，不能内服。且不用纯品，多配煅石膏外用。用时研极细粉末，干掺或调敷，或以药捻蘸药粉使用。

【注意】 本品有大毒，外用亦不可过量或持续使用。外疡腐肉已去或脓水已尽者不宜用。

【 轻 粉 】

轻粉辛寒大小肠，攻毒杀虫与敛疮，
疮疡疥癣梅毒溃，瘰疬水肿积痰涎。

【性能】 辛，寒。有毒。归大肠、小肠经。

【功用】

1. 外用攻毒杀虫敛疮——外用治疮疡溃烂、疥癣瘙痒、湿疹、酒渣鼻、梅毒下疳。治黄水疮痒痛，配黄柏、蛤蚧粉、煅石膏；配黄连末，猪胆汁调涂，治臁疮不合；配风化石灰、铅丹、硫黄为细末，生油调涂治干湿癣；配大黄、硫黄加凉水调涂，治酒渣鼻、痤疮。

2. 内服逐水通便——内服治水肿胀满、二便不利。常配伍大黄、甘遂、大戟等。

【用法】 外用适量，研末调涂或干掺，或制膏外贴；内服每次 0.1～0.2g，入丸、散服。

【注意】 本品有毒（可致汞中毒），内服宜慎，且服后应漱口。体虚及孕妇忌服。

【 砒 石 】

砒霜大热辛肺肝，疗疮截疟劫痰涎，

瘰疬痈肿疗毒痔，疟痫风痰齁哮喘。

【性能】 辛，大热。有大毒。归肺、肝经。

【功用】

1. 外用攻毒杀虫、蚀疮去腐——腐肉不脱之恶疮、瘰疬、顽癣、牙疳、痔疮。治恶疮日久，可配硫黄、苦参、附子、蜡同用，调油为膏，柳枝煎汤洗疮后外涂。若配明矾、雄黄、乳香，研为细末，可治瘰疬、疔疮。

2. 内服劫痰平喘、截疟——寒痰哮喘。可配淡豆豉。此外，古方还用治疟疾，现已少用。

【用法】 外用适量，研末撒敷，宜做复方散剂或入膏药、药捻用；内服 1 次 0.002～0.004g，入丸、散服。

【注意】 本品剧毒，内服宜慎；外用亦应注意，以防局部吸收中毒。孕妇忌服。不可作酒剂服。忌火煅。

【 铅 丹 】

铅丹微寒辛心肝，拔毒生肌镇痉挛，
疮疡溃烂疥癣用，湿疹瘙痒酒齄鼻。

【性能】 辛，微寒。有毒。归心、肝经。

【功用】

拔毒生肌、杀虫止痒——外用治疮疡溃烂、湿疹瘙痒、疥癣、狐臭、酒齄鼻。配黄明胶，治疮疡初起红肿或脓成未溃者；配煅石膏、轻粉、冰片，研细末，外掺疮上，治痈疽溃后不敛。铅丹又为制备外用膏药的原料，常与植物油及相关解毒、活血、生肌药熬制成外贴膏药应用。

此外，本品内服可治惊痫癫狂、疟疾。因其有毒，现已很少应用。

【用法】 外用适量，研末撒布或熬膏贴敷；内服每次0.3～0.6g，入丸、散服。

【注意】 本品有毒，用之不当可引起铅中毒，宜慎用；不可持续使用以防蓄积中毒。

《炉甘石》

炉甘甘平归肝胃，明目祛翳除湿溃，

目赤障翳痛肿痛，溃疡湿疹湿疮类。

【性能】 甘，平。归肝、胃经。

【功用】

1. 解毒明目退翳——目赤翳障。本品为眼科外用常用药。与玄明粉各等份为末点眼，治目赤暴肿；与海螵蛸、冰片为细末点眼，可治风眼流泪。

2. 收湿止痒敛疮——溃疡不敛、湿疮、湿疹、眼睑溃烂。常配煅石膏、龙骨、青黛、黄连。

【用法】 外用适量，研末撒布或调敷；水飞点眼、吹喉。一般不内服。

【注意】 宜炮制后用。

《硼 砂》

硼砂甘咸凉肺胃，清热解毒祛腐溃，

目翳咽痛齿龈肿，痰热咳嗽内服用。

【性能】 甘、咸，凉。归肺、胃经。

【功用】

1. 外用清热解毒——咽喉肿痛、口舌生疮、目赤翳障。配冰片、玄明粉、朱砂，可治咽喉、口齿肿痛。若配冰片、炉甘石、玄明粉共为细末点眼，可治火眼及翳障胬肉；若配冰片、珍珠、炉甘石、熊胆为细末点眼，治火眼及目翳。

2. 内服清肺化痰——痰热咳嗽。较宜于痰热咳嗽并有咽喉肿痛者。可与沙参、玄参、贝母、瓜蒌、黄芩等同用。

【用法】 外用适量，研极细末干撒或调敷患处，或化水含漱；内服，1.5～3g，入丸、散用。

【注意】 本品以外用为主，内服宜慎。

参 考 文 献

钟赣生. 中药学. 北京：中国中医药出版社，2012.

索 引